第2版

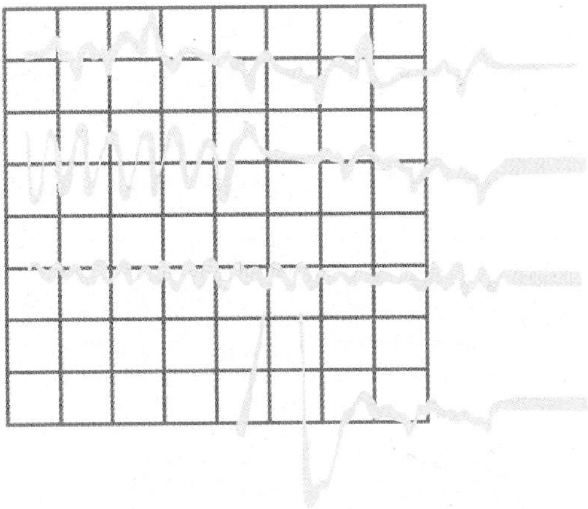

轻松解读心电图

原著 John R. Hampton
译者 郭继鸿 贾忠伟

北京大学医学出版社
Peking University Medical Press

图书在版编目（CIP）数据

轻松解读心电图　第2版／（英）汉普顿（Hampton,J.R.）著；
郭继鸿，贾忠伟译．—北京：北京大学医学出版社，2004.3
ISBN 978-7-81071-540-9

Ⅰ.轻…　Ⅱ.①汉…　②郭…　③贾…　Ⅲ.心电图－自学参考资料　Ⅳ.R540.4

中国版本图书馆CIP数据核字（2004）第000522号

150 ECG Problems, second edition
John R. Hampton
ISBN 0 443 072485

本书中文简体版由Elsevier (Singapore) Pte.Ltd. 授权北京大学医学出版社出版。
中文简体版ISBN 981-4141-64-X

Elsevier (Singapore) Pte.Ltd.
3 Killiney Road, #08-01 Winsland House I, Singapore 239519
Tel: (65) 6349-0200, Fax: (65) 6733-1817

北京市版权局著作权合同登记号：01－2004－2729

轻松解读心电图

译　　者：郭继鸿　贾忠伟
出版发行：北京大学医学出版社（电话：010-82802230）
地　　址：（100191）北京市海淀区学院路38号　北京大学医学部院内
网　　址：http://www.pumpress.com.cn
E－mail：booksale@bjmu.edu.cn
印　　刷：北京圣彩虹制版印刷技术有限公司
经　　销：新华书店
责任编辑：白　玲　　**责任校对**：王怀玲　　**责任印制**：郭桂兰
开　　本：889mm × 1194mm 1/32　　**印张**：10　　**字数**：222千字
版　　次：2004年6月第1版　2012年1月第6次印刷
书　　号：ISBN 978-7-81071-540-9
定　　价：47.00元

译者前言

心电图检查用于临床已逾百年，随着心电图机临床应用更为普及，心电图几乎与血、尿常规并列成为临床医学的三大检查常规。随之，心电图检查的技术队伍不断扩大。除常规临床检验及X线检查外，心电图检查的技术队伍最为庞大，保守地估计在中国约有40万人从事心电图检查和诊断的专职工作。一个更应当注意的问题是，心脏电生理近20年的进展，不仅已使心律失常的诊断与治疗水平彻底改观，对心电图技术也发生了极其重要的影响，更新了很多心电图的理论和概念。心电图学已进入一个腾飞的时代。

任何事物都有其二重性，心电图检查也不例外。心电图检查的普及使很多心律失常如Brugada综合征等病人得到及时诊断，但也有不少错误的诊断给病人的心理蒙上巨大的压力，甚至长期误诊、误治。例如，不少医生将Brugada波误诊为Brugada综合征，使病人终日恐慌，实际二者之间有着截然不同的临床意义。

在上述种种新形势下，努力普及和提高心电图医师的水平迫在眉睫，这直接关系到临床医学的整体水平，关系到广大病患的健康和安危。北京大学出版社紧紧抓住这一主题，已先后出版发行了近10部心电图学的专著和译著，得到国内学术界的高度评价。

本次引进的第六版《轻松学习心电图》三姊妹丛书也是这一工程中的重要组成部分。这套丛书从1973年的第一版问世至今已经31年，英文版印刷总数已逾30万册，同时被翻译为10余种文字发行，是一套名符其实的心电图世界名著。

这套丛书前后分成三个分册，分别为《轻松学习心电图》、《轻松应用心电图》、《轻松解读心电图》，形成循序渐进的心电图学习三步曲。正如作者明确指出的，本套丛书不是心电图教科书，也不是精深的专业书，而是一套重要的、易学、易懂、易掌握的心电图教材。

中国足球界曾提倡过“快乐足球”，是说不要把足球的职业和竞技成分看得太重，需要以轻松减负的心态去对待，否则会出现事倍功半。学习心电图也有相似的哲理，即不要被其复杂性或庞大的内容所威慑，因为，花园的园丁不一定要成为植物学家，心电图医师不一定要成为心电理论家。心电图容易理解，确实能够轻松地学习、理解和掌握。

本套丛书具有很多特点：其强调没有一本书籍能够替代经验，要想成为身经百战的将军，必须多看图，多实践；其强调分析心电图需要与临床资料和病史结合，认为心电图是病史和体征的一种自然延伸，因此书中提供的心电图图例均有相应的病史；其强调心电图本身不是终点，不是最后的目的，仅是医生对病人诊治全过程中的一个重要信息；全书强调心电图检查并非万能，有着相当的局限性，不少严重冠心病患者的心电图可能完全正常，而健康人的心电图可能被错误地解释，被诊断为各种心脏病。

应当说，这套心电图丛书的中译本是献给初学者或已经入门需要提高的读者，而对于资深者的意义是提高他们的心电图教学能力，书中精美的插图能够用于各种形式的教学之中。

“业精于勤，荒于嬉；行成于思，毁于随”，韩愈的劝学之语对每位心电图学习和工作者也有自勉意义。

郭继鸿

二OO四年五月一日

前　言

虽然通过《轻松学习心电图》、《轻松应用心电图》这些书籍学习心电图已被证实是一种十分有价值的方法，但其深度总是有限。如同医学的绝大多数领域一样，实际经验在心电图学习中的价值无可替代。为了使心电图应用水平达到最佳程度，除了阅读大量的心电图之外，无其他的方法。分析解读心电图时，需要从病人的多种资料了解心电图的来龙去脉。此外，还必须精细地学习正常心电图与不同疾病伴发的异常变化，并考虑如何使心电图检查能有助于病人的治疗。

虽然没有书籍能够替代经验，但与以讲授心电图解释为简单目的的其他心电图书不同，本书力求采用十分贴近临床实践的形式，即所有心电图均附简单病史，然后请读者结合提供的资料和心电图进行解析，进而得出诊断，并在看到答案之前，决定下一步的诊治计划。看过答案后，读者会感到还需要自我补充更多的知识和信息。本套包含的三本丛书的内容相互交叉，相互映衬，相互补益，对于心电图初学者会有珠联璧合的感觉。

全书150个心电图病例难易程度不同，约1/3的内容属于标准内容，即医学生就能设法解答，且学习过《轻松学习心电图》一书的任何人都能正确回答；另外1/3的图例，不论办公室管理人员、专业护士、医学辅助人员，凡是读过《轻松应用心电图》一书者都能顺利回答；余下的1/3图例，则是对MRCP投考者的挑战。

为给心电图病例资料难易水平做一粗略的划分，本书每个图例后的答案都有五角星标出，标一个星号的题目最容易，标三个星号的题目最难。

全书包括的150个图例随机排列，不以难易为序。这能保持读者浓厚的兴趣，面对解析更难病例的挑战，这与临床实际情况相仿。临床工作中，任何一个人都永远不会知道，将要遇到的下一个病人的诊断或治疗是容易还是困难。

本书第一版于1997年出版，很多读者希望能增加更多的心电图图例，故本版图例增加到150例。希望本书能帮助读者轻松有趣地学习心电图。

John Hampton

于诺丁汉

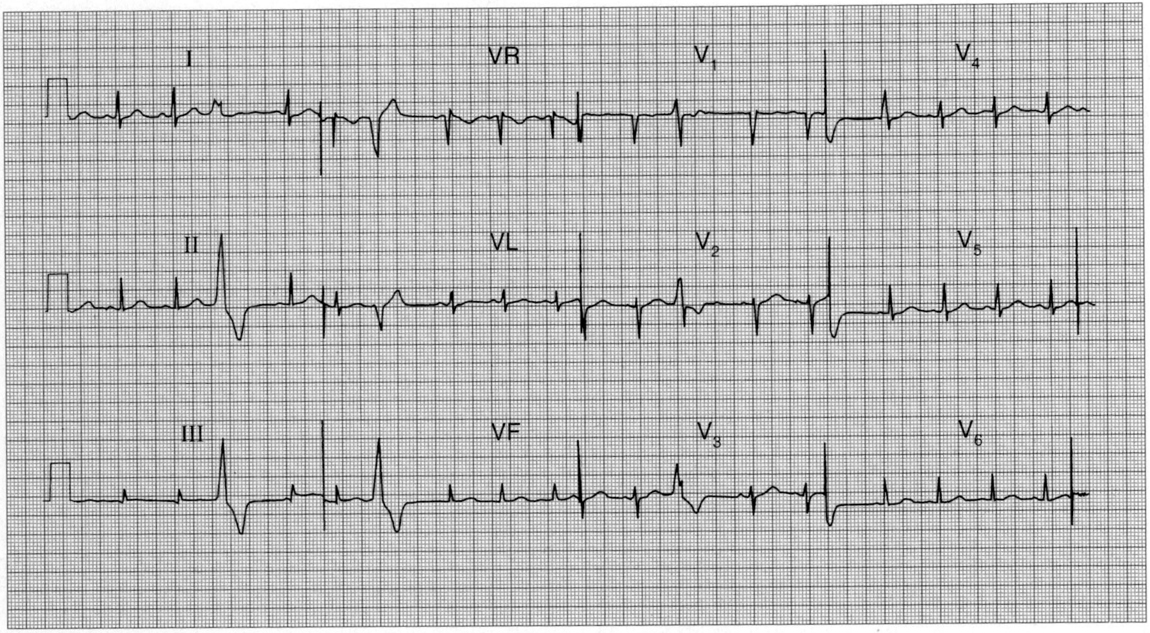

图1 患者女，25岁，孕妇，主诉心跳不规则，听诊发现轻微的收缩期杂音，其他未见异常。试问此心电图诊断如何？应该如何处理？

图1答案与讨论

心电图特点

- 窦性心律
- 室性期前收缩
- 心电轴正常
- QRS 波及 T 波正常

临床解释

临床上期前收缩很常见，本图属于正常心电图。妇女妊娠时出现室性期前收缩很常见，收缩期杂音也很普遍，该患者的心脏几乎肯定是正常的。

评　注

贫血是收缩期杂音的常见原因。超声心动图检查能够确定杂音的临床意义，但不必给所有孕妇检查超声心动图，最好是待分娩后对那些仍有明显杂音者进行检查。应对该患者做解释以解除其心理压力，但不必处理期前收缩。

诊　断

窦性心律伴室性期前收缩。

参考　《轻松学习心电图》64 页
《轻松应用心电图》155 页

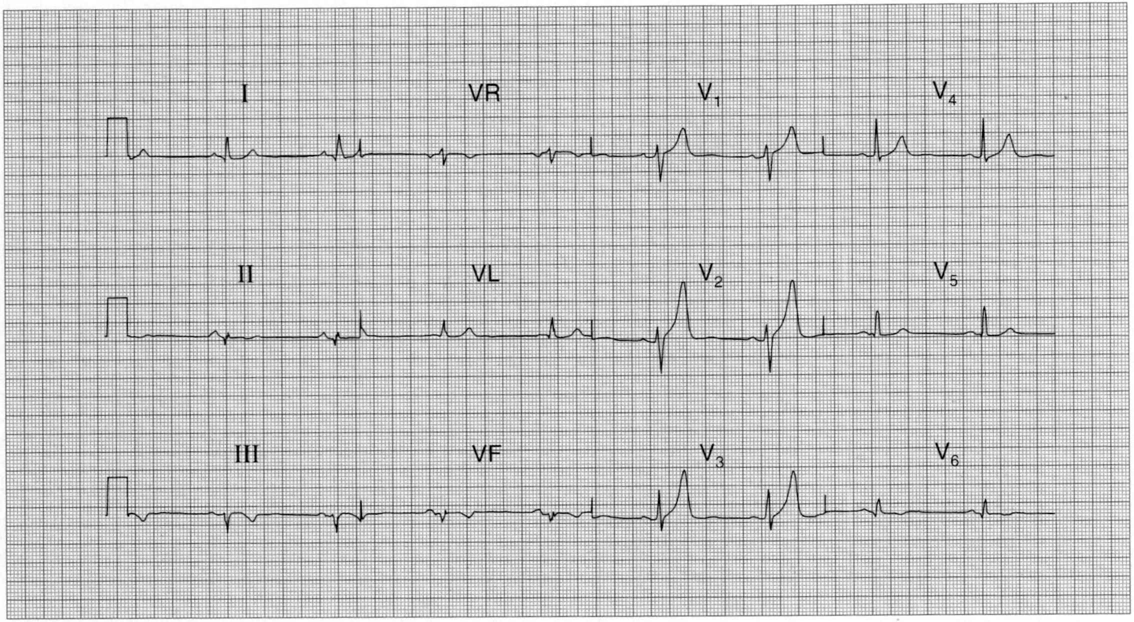

图2 患者男，60岁，门诊患者，主诉运动时胸痛，部位不确切，该患者休息时从未发生过胸痛。该心电图提示什么？应该如何处理？

图 2 答案与讨论

心电图特点

- 窦性心律
- 心电轴正常
- Ⅱ、Ⅲ、aVF 导联可见 q 波
- Ⅱ、V_6 导联 T 波双向；Ⅲ、aVF 导联 T 波倒置
- V_1～V_2 导联 T 波明显高尖

临床解释

下壁导联的 Q 波及倒置的 T 波均提示陈旧下壁心肌梗死。胸前导联对称的高尖 T 波可能由高钾血症或心肌缺血导致，但也常见于正常人。

评　注

推测该患者有心肌梗死病史，并且其胸痛可能为心肌缺血所致。必须了解该患者是否存在危险因素（吸烟、高血压、血胆固醇），该患者可能需要长期应用阿司匹林及他汀类药治疗。为明确其是否患冠心病以及是否需要进行造影检查，最好的办法是进行运动试验。

诊　断 ★

陈旧性下壁心肌梗死。

参考　《轻松学习心电图》103 页
《轻松应用心电图》238 页

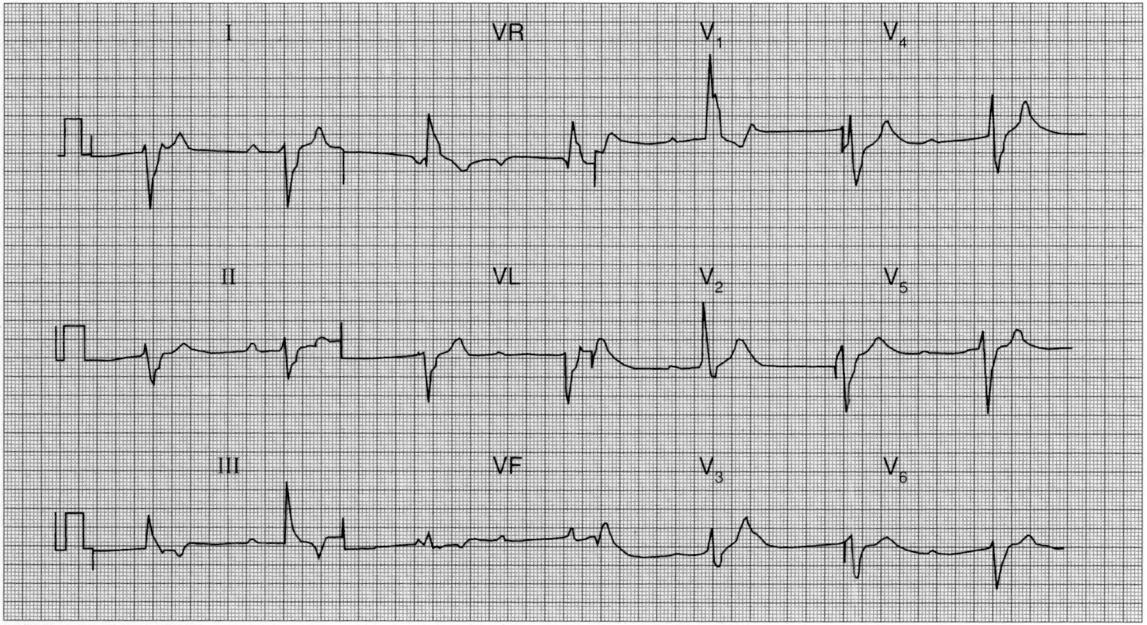

图3 患者女，80 岁，间断发作头晕，曾摔伤臀部。体检发现其脉搏缓慢。外科医生希望能尽快进行手术，但麻醉师有顾虑。该心电图提示什么？应该如何处理？

图 3 答案与讨论

心电图特点

- 完全性房室阻滞
- 心室率 45 次 / 分

临床解释

完全性房室阻滞时，P 波（本图中为 70 次 / 分）和 QRS 波无关。心室逸搏心律为宽 QRS 波，伴继发 T 波异常。

评　注

如无心肌梗死病史，该患者一定为慢性房室阻滞。摔倒可能是或不是阿－斯（Adams-Stoke）综合征发作的结果。该患者需要植入永久性人工心脏起搏器治疗，实际上为降低病死率，首先需立即植入临时起搏器，随后植入永久性人工心脏起搏器。如不能立即进行永久起搏，术前需植入临时起搏器。

诊　断 ★

完全性（三度）房室阻滞。

参考　《轻松学习心电图》33 页
《轻松应用心电图》212 页

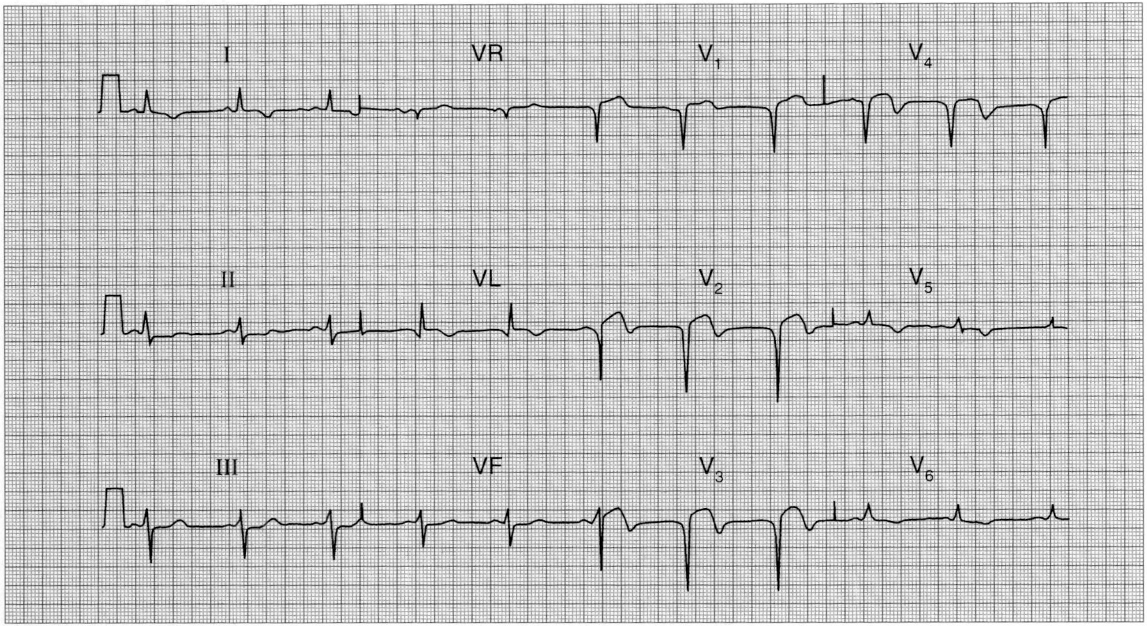

图4 患者男，50岁，严重的胸部疼痛持续了18小时，此心电图提示什么？如何处理？

图 4 答案与讨论

心电图特点

- 窦性心律
- 心电轴正常
- $V_2 \sim V_4$ 导联可见 Q 波
- $V_2 \sim V_4$ 导联 ST 段抬高
- Ⅰ、aVL、$V_2 \sim V_6$ 导联 T 波倒置

临床解释

典型的急性前壁心肌梗死。

评 注

从疼痛开始至就诊的时间已超过18小时，故该患者并非传统的溶栓疗法的适应证，但如果其疼痛仍未缓解，还是应该予以溶栓治疗，除非有禁忌证。无论如何，应该给予镇痛及阿司匹林治疗，并且必须留院观察。

诊 断 ★

急性前壁心肌梗死。

参考 《轻松学习心电图》96 页
《轻松应用心电图》239 页

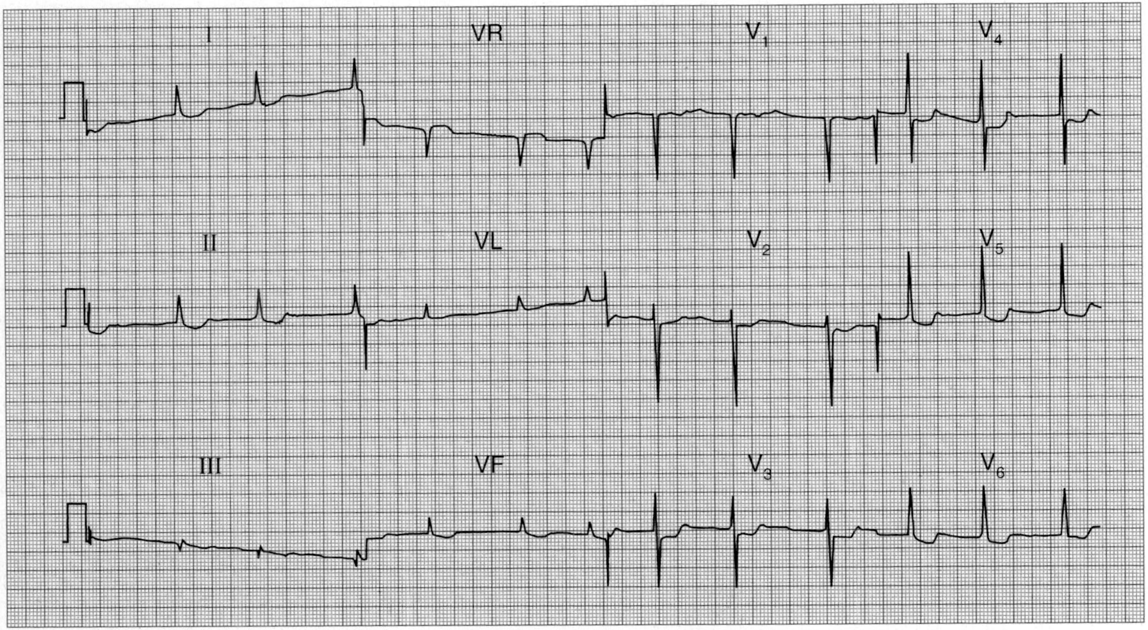

图5 患者女，60岁，风湿性心脏病，合并心衰，经过治疗后现无气短等症状。该心电图提示什么？还需要了解哪些情况？

图5答案与讨论

心电图特点

- 心房颤动，心室率60~65次/分
- 心电轴正常
- QRS波形态正常
- V_2导联可见明显的U波
- 下斜型ST段下移，V_5~V_6导联最明显

临床解释

下斜型ST段下移（倒勾型）提示在服用地高辛，心室率控制良好，V_2导联明显的U波提示可能有低钾血症。

评　注

询问患者的食欲情况：地高辛中毒最早出现的症状就是食欲下降，随后会出现恶心和呕吐。如该患者在应用利尿剂治疗，应检查血清钾浓度，低血钾会增强地高辛的作用。如可疑中毒，应检查血清地高辛浓度。

诊　断 ★★

心房颤动伴地高辛效应。

参考 《轻松学习心电图》78、105页
《轻松应用心电图》366、367页

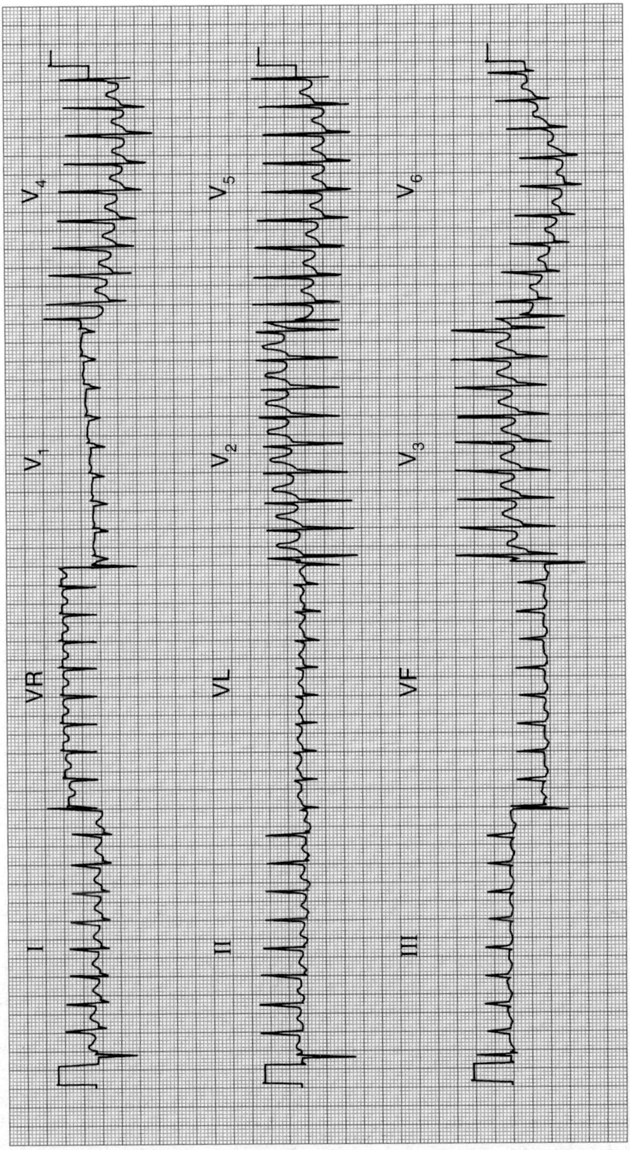

图6 患者女，26岁，主诉心悸，心电图提示什么？如何处理？

图6答案与讨论

心电图特点

- 窄QRS波心动过速，心率约200次/分
- 未见P波
- 心电轴正常
- QRS波节律规则
- QRS波、ST段、T波形态正常

临床解释

此图为室上性心动过速，未见P波提示可能为房室结折返性心动过速。

评　注

房室结折返性心动过速是年轻患者中最常见的阵发性心动过速类型，这可能是该患者既往心悸的原因。房室结折返性心动过速发作时可被各种能够兴奋迷走神经的动作所终止，如Valsalva动作，颈动脉窦按压或将面部浸于冷水中。如果上述动作无效，可以静脉推注腺苷，该药半衰期很短，但可能导致颜面潮红，偶尔会引起哮喘。如腺苷无效，5～10mg的维拉帕米缓慢静脉注射常可恢复窦性心律，仍无效时，可考虑直流电复律。

诊　断 ★

房室结折返性心动过速。

参考　《轻松学习心电图》74页
《轻松应用心电图》165页

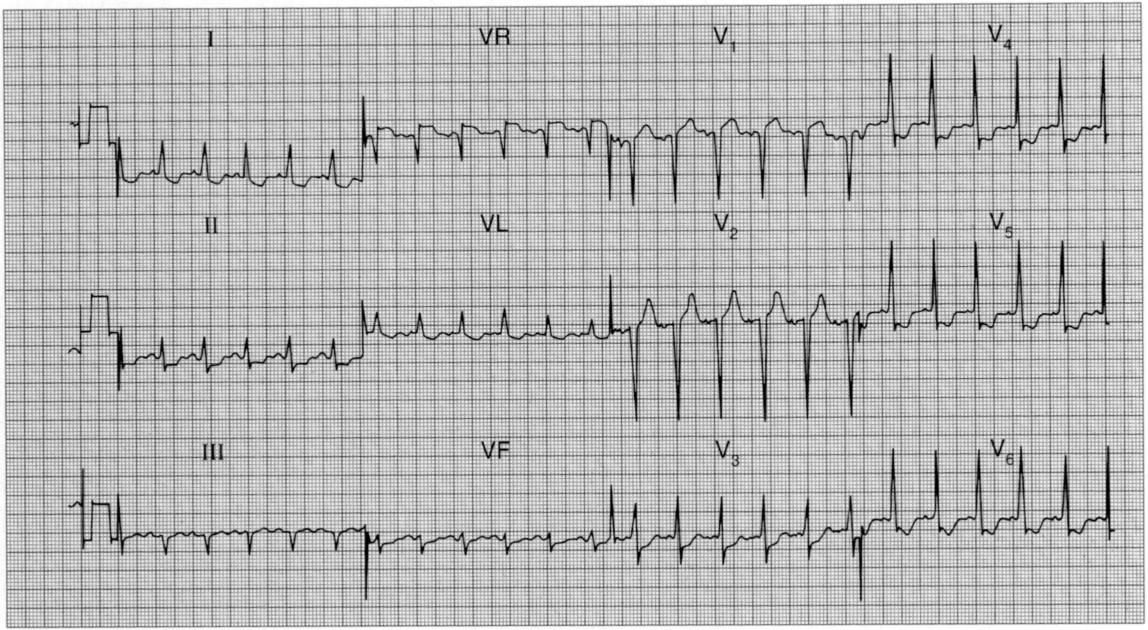

图7 患者男，55 岁，因休息时胸痛持续 6 小时在急诊就诊时记录，查体未见异常，该心电图提示什么？应该如何处理此患者？

图7答案与讨论

心电图特点

- 窦性心律
- 心电轴正常
- QRS 波形态正常
- $V_3 \sim V_4$导联ST段水平型下移，Ⅰ、aVL、$V_5 \sim V_6$导联ST段下斜型下移。

临床解释

本心电图提示前壁和侧壁心肌缺血，无心肌梗死表现，结合其临床病史，显然应诊断为不稳定型心绞痛。

评　注

这种情况下，溶栓治疗无益，应给予该患者口服阿司匹林及静脉点滴肝素及硝酸酯类药物治疗。在记录本例心电图时，患者为窦性心动过速（心率约130次/分），如果心动过速不能很快缓解，应给予静脉β受体阻滞剂治疗。

诊　断 ★

前侧壁心肌缺血。

参考　《轻松学习心电图》72页
《轻松应用心电图》270页

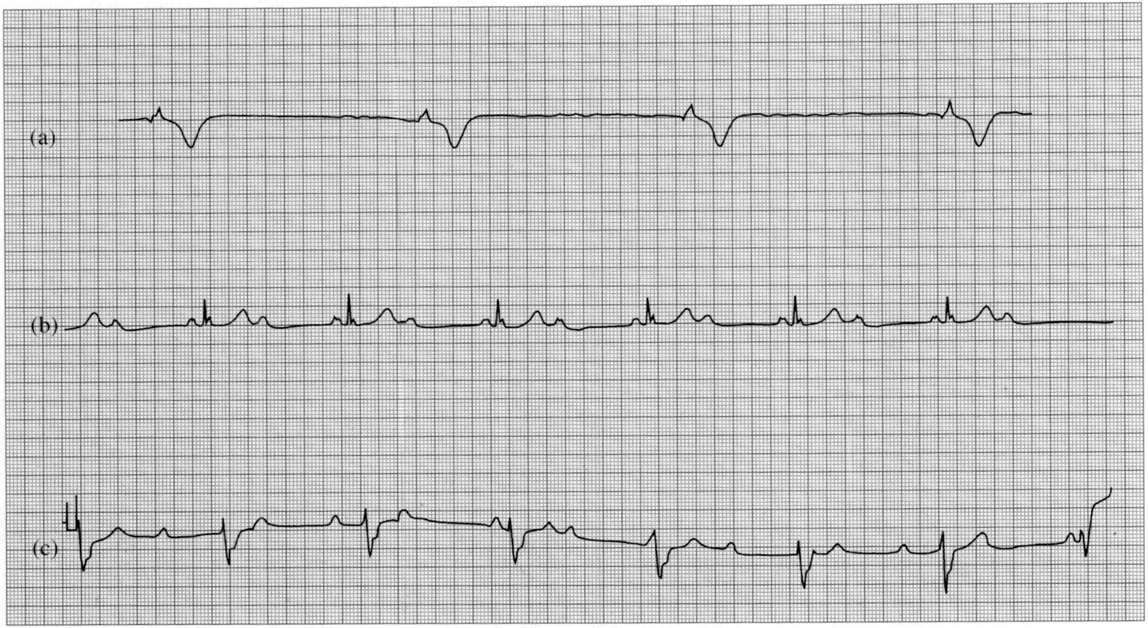

图 8 3 条心电图（均为Ⅱ导联）来自于 3 个 80 余岁的患者，均有气短。试问他们还可能有哪些其他症状？分别应考虑什么诊断？应该如何治疗？

图8答案与讨论

心电图特点

- a图：未见P波，基线不稳；QRS波增宽，慢而规则；本图为心房颤动伴完全性房室阻滞。
- b图：当P波能够下传时，PR间期固定，故本图为窦性心律伴二度（2∶1）房室阻滞。R波后的小波不是P波，而是QRS波的一部分。
- c图：P波和QRS波之间无固定关系，故为完全性（三度）房室阻滞。

临床解释

单导联心电图只能用于识别心律，而其他解释是不可靠的。

评 注

3名患者可能都会有心动过缓引起的症状，其他症状可能为胸痛、头晕和循环性虚脱（阿–斯综合征发作）。对每1例患者都要考虑原发性传导系统纤维化的诊断，但几乎各种心脏病都可能引起心脏阻滞，如风湿性心脏病、心肌缺血、心肌病、肿瘤、代谢病等。在老年患者，心脏阻滞常与主动脉瓣钙化有关。不管年龄如何，这些患者都需要植入永久性人工心脏起搏器治疗。

诊 断 ★★

a图：心房颤动伴完全性房室阻滞。
b图：二度（2∶1）房室阻滞。
c图：完全性（三度）房室阻滞。

参考 《轻松学习心电图》31页
《轻松应用心电图》209页

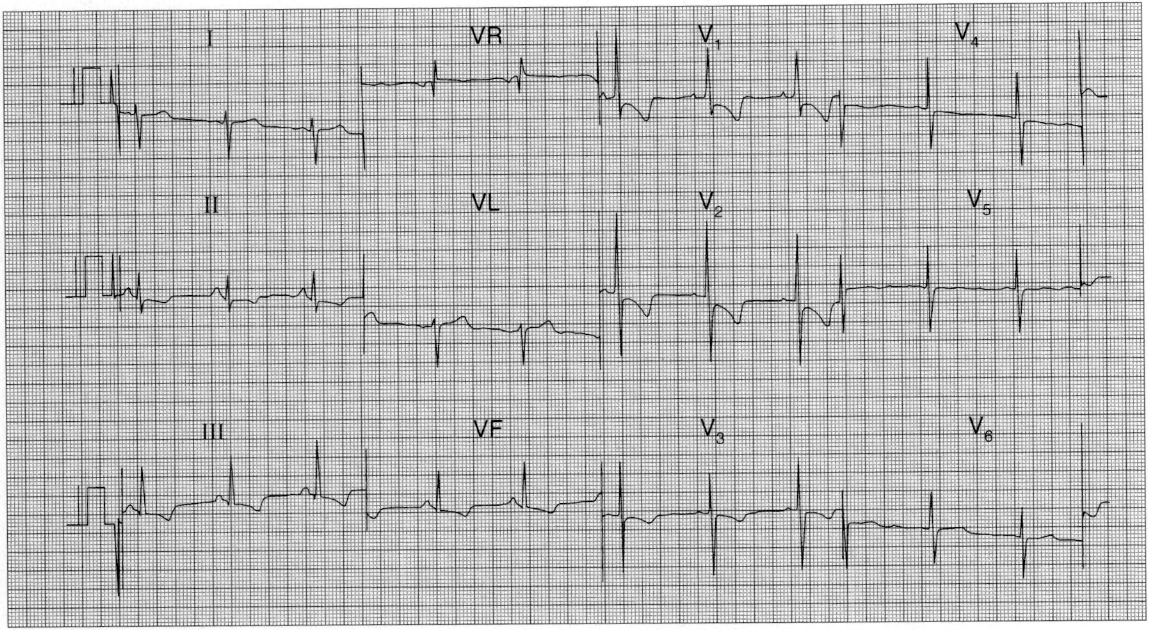

图 9 患者女，40 岁，因气短逐渐加重就诊。这份心电图提示什么？可能会有什么体征？可能存在什么潜在的问题？应该如何处理？

图9答案与讨论

心电图特点

- 窦性心律
- 高尖P波，Ⅱ导联最典型
- 电轴右偏
- V_1导联以R波为主
- V_6导联可见深的S波
- Ⅱ、Ⅲ、aVF、$V_1 \sim V_3$可见T波倒置

临床解释

电轴右偏、V_1导联R波为主以及右心导联T波倒置是严重右心肥厚的典型心电图表现。右心室肥厚可能由先天性心脏病所致，也可能由继发于二尖瓣疾病、肺病或肺动脉栓塞的肺动脉高压所致。右心肥厚的体征是胸骨左缘强烈而弥散的心尖搏动，并且位置异常，可能有肺动脉瓣区第二音亢进，颈静脉压可能升高。

评　注

对于40岁左右的女性，引起这种程度的肺动脉高压主要有两个原因，反复的肺动脉栓塞和原发性肺动脉高压。临床上很难区分这两种疾病，肺灌注扫描可能有助于诊断。不论是何疾病，抗凝治疗都是必要的。实际上该患者为原发性肺动脉高压，最终需要心肺移植治疗。

诊　断 ★

严重的右心肥厚。

参考 《轻松学习心电图》91页
《轻松应用心电图》337页

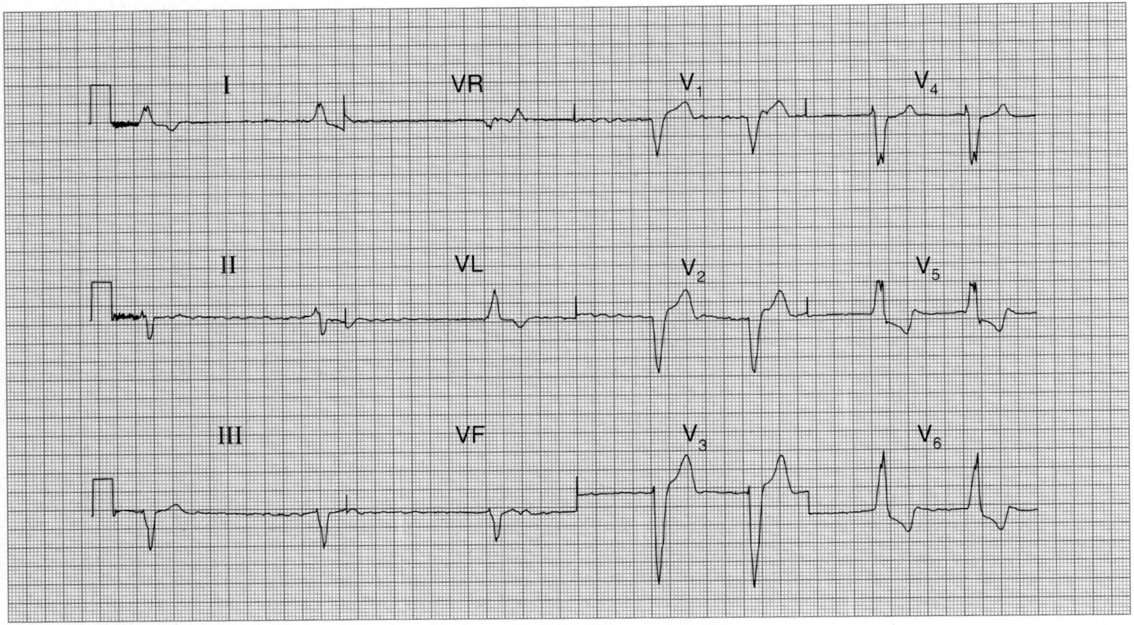

图 10 患者男，80 岁，主诉气短和踝部浮肿，近几月逐渐加重，既往无胸痛，未治疗，查体发现脉搏缓慢，有心衰的体征。本例心电图提示什么？应该如何治疗？

图 10 答案与讨论

心电图特点

- 心房颤动，心室率 40 次 / 分
- 电轴左偏
- 左束支阻滞

临床解释

心电图出现左束支阻滞时，仅仅据此通常难以对病情做进一步分析。本例为房颤，心室率很慢，提示在希氏束以及左束支存在传导延迟。

评 注

明确心衰的原因很重要。本例患者心室率缓慢至少是心衰的部分原因。心肌缺血、主动脉瓣狭窄和心肌病是左束支阻滞最重要的原因。超声心动图能够明确本患者是否存在明显的瓣膜病以及左心室功能受损的程度。如无胸痛，可能不需行冠状动脉造影检查。由于心衰，该患者必须接受利尿剂和血管紧张素转换酶抑制剂治疗。因为地高辛会进一步降低心室率，故不能使用。该患者必须植入永久性人工心脏起搏器治疗。

诊 断 ★

心房颤动伴左束支阻滞。

参考 《轻松学习心电图》36、78 页
《轻松应用心电图》207 页

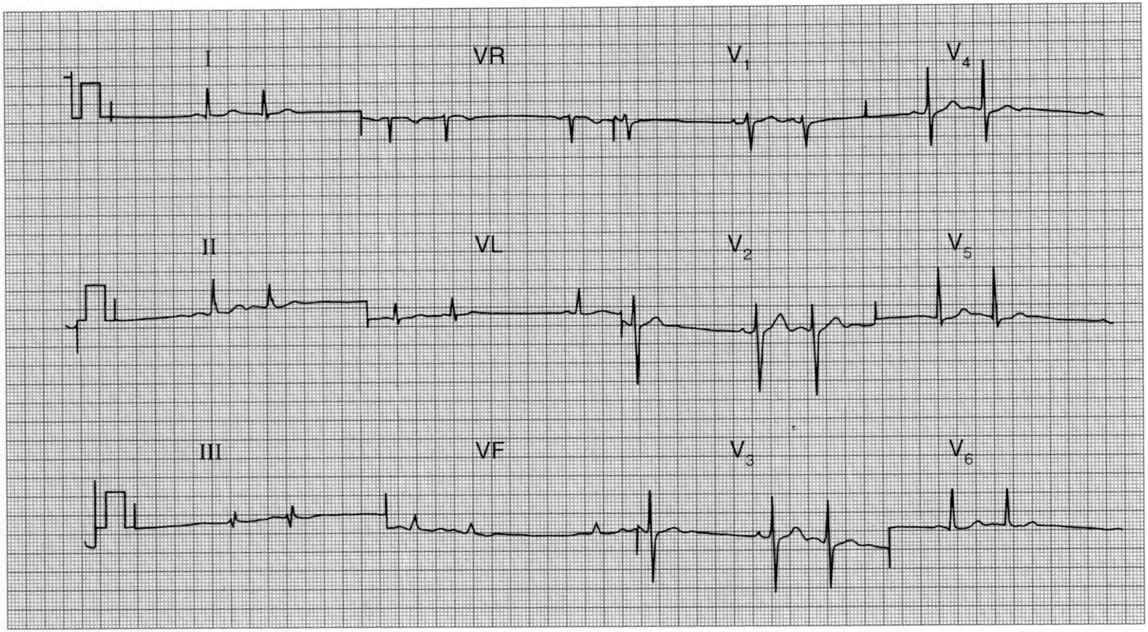

图 11 患者女，40 岁，主诉心悸，心电图检查时患者自觉不适，这份心电图有何异常？

图 11 答案与讨论

心电图特点

- 窦性心律
- 房性期前收缩，可根据其 P 波增宽，形态异常来确认（V_2V_3 导联最清楚）
- 期前收缩后有代偿间歇
- 心电轴正常
- Ⅲ导联为 rSR′型，QRS 波时限正常
- ST 段和 T 波正常

临床解释

既然患者在记录心电图时出现了症状，那么我们可以确信心电图的异常与其症状相关。和交界区期前收缩一样，房性期前收缩并不能说明其有心脏病。

评　注

如果没有任何其他的心脏病病史等证据，那么应该向患者解释，使其明白自己并未患心脏病。

诊　断

窦性心律伴房性期前收缩。

参考　《轻松学习心电图》63 页
《轻松应用心电图》156 页

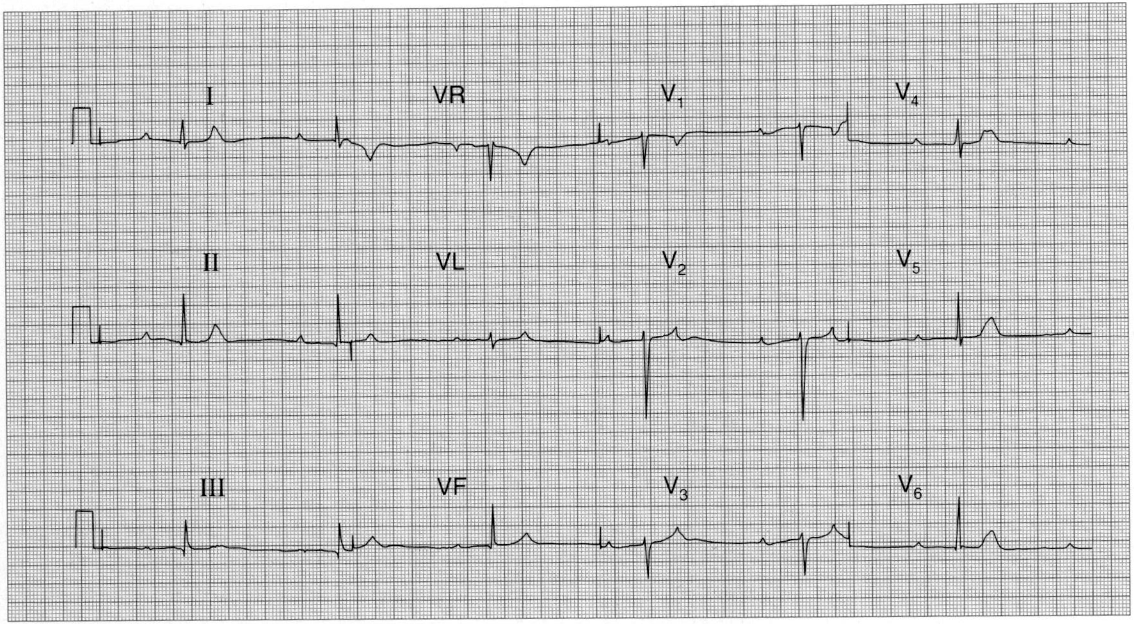

图 12 患者女，90 岁，因臀部摔伤住院，近几个月气短、头晕，这是她的术前心电图，该心电图提示什么？应该如何处理？

图12答案与讨论

心电图特点

- 二度（2：1）房室阻滞
- 可下传的搏动中PR间期延长（440ms）
- 心室率约40次/分
- QRS和T波形态正常

临床解释

虽然心室率缓慢时存在完全性房室阻滞的可能性比较大，但PR间期恒定（虽然延长）提示这实际上是二度房室阻滞。未下传的P波很难识别，但胸前导联形态异常的T波提示其中有P波隐藏。二度房室阻滞时QRS波不宽，T波形态正常。

评　注

因为该妇女的头晕和气短已经持续了一段时间，而且病史和心电图都无心肌梗死的迹象，所以传导异常并非新近出现，患者需要植入永久性人工心脏起搏器。患者急需进行臀部手术，问题是手术是否应该在临时起搏器的保护下进行－实际上立即植入永久性人工心脏起搏器更有利于节约经费。

诊　断 ★

二度（2：1）房室阻滞。

参考　《轻松学习心电图》32页
　　　《轻松应用心电图》209页

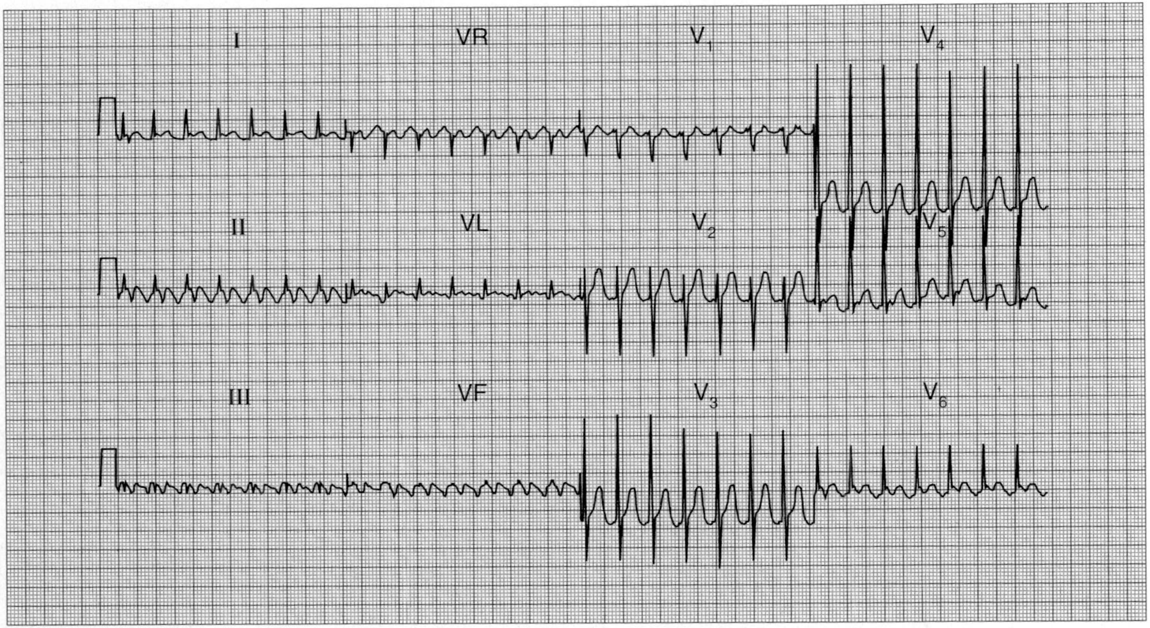

图 13 患者男，40 岁，因突发不适且有严重的左心衰竭体征而急诊入院。该心电图提示什么问题？应该如何处理？

图 13 答案与讨论

心电图特点

- 心房扑动伴 2 : 1 房室传导（在 Ⅱ、aVR、aVF 导联最清楚）
- 心电轴正常
- QRS 波和 T 波正常

临床解释

突发的心房扑动可能是心衰的原因。但根据此心电图无法推测心律失常的原因。

评　注

当心律失常导致严重的心衰时，及时的治疗比确定诊断更为重要。颈动脉窦按压和腺苷可能加重传导阻滞，但无助于恢复窦性心律。可以试用静脉氟卡尼，但循环功能严重受损时最好使用直流电转复。

诊　断 ★

心房扑动伴 2 : 1 房室传导。

参考　《轻松学习心电图》69 页
《轻松应用心电图》161 页

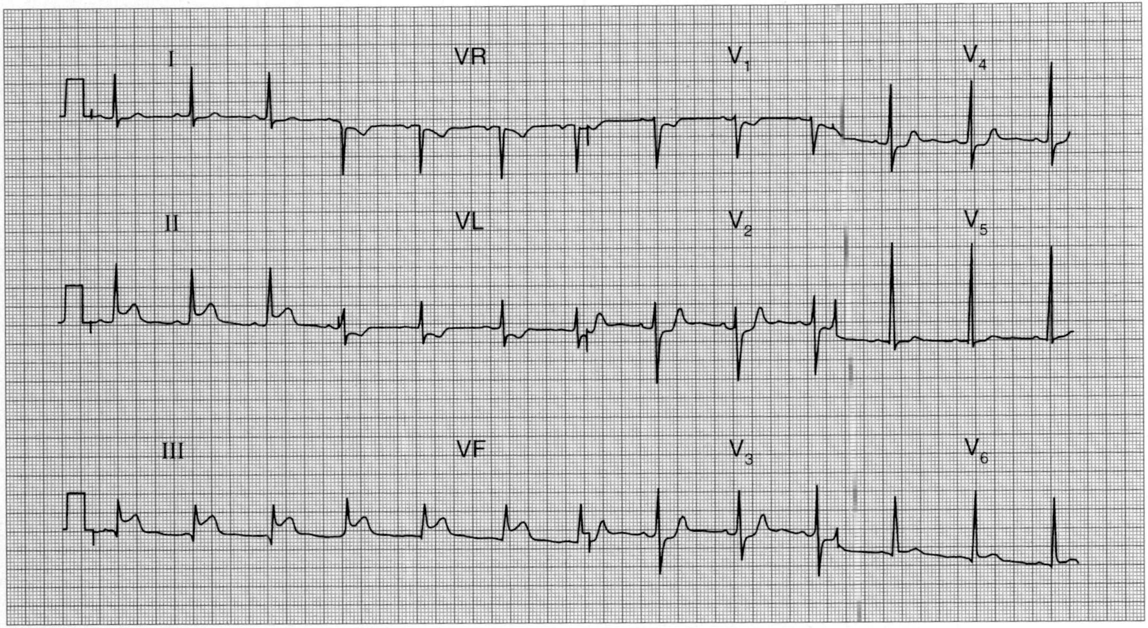

图 14 患者男，50 岁，因心肌梗死样胸痛 4 小时急诊住院，除疼痛外无其他阳性体征。该心电图提示什么？应该如何处理？

图 14 答案与讨论

心电图特点

- 窦性心律
- 心电轴正常
- Ⅲ导联可见 q 波，其余导联未见
- Ⅱ、Ⅲ、aVF 导联 ST 段抬高伴直立的 T 波
- aVL 导联 T 波倒置
- $V_2 \sim V_3$ 导联 ST 段可疑下移

临床解释

典型的急性下壁心肌梗死的心电图，aVL 导联有缺血表现。心肌梗死时Q波的形成速度变异很大，可参考心电图 32，该图患者的症状持续时间与本例相同。

评　注

首先需镇痛。如无禁忌证（任何重要部位出血的危险），应予以阿司匹林和溶栓治疗。

诊　断 ★

急性下壁心肌梗死。

参考　《轻松学习心电图》99 页
《轻松应用心电图》239 页

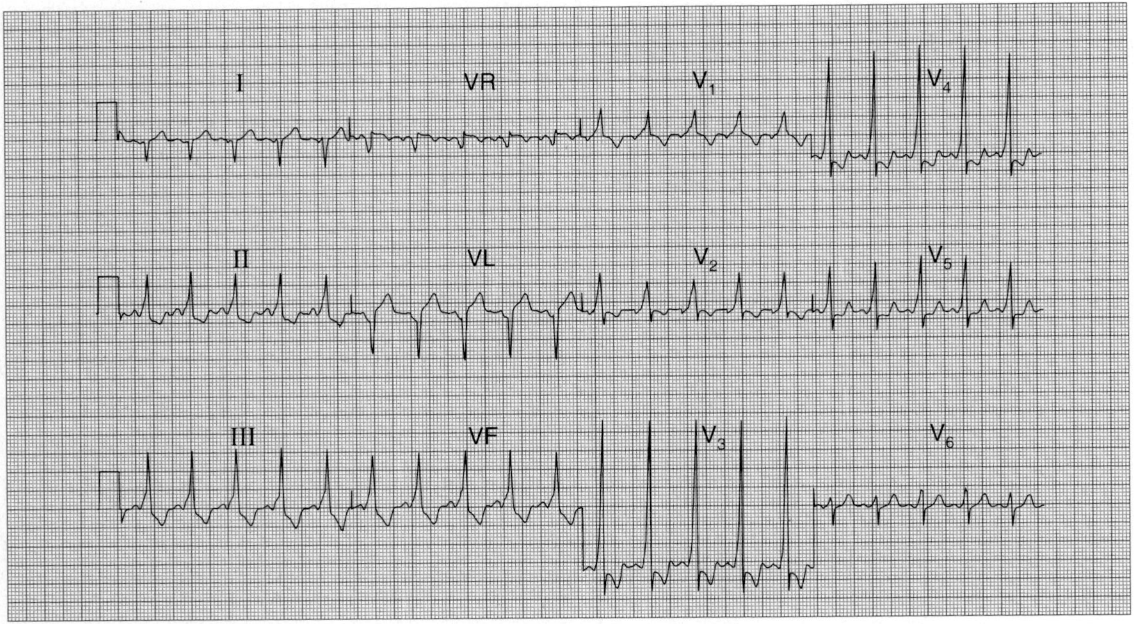

图 15 患者学生，20 岁，主诉心悸，每年约发作 1 次，发作突然，自觉心跳快而规则，气短，乏力，发作持续几分钟后突然终止，查体无异常。该如何处理？

图 15 答案与讨论

心电图特点

- 窦性心律
- 电轴右偏
- PR 间期短（112ms）
- QRS 波略宽（124ms）
- QRS 波起始处有顿挫（δ 波）
- V_1 导联以 R 波为主
- 广泛的 T 波倒置

临床解释

这是典型的预激综合征的心电图，因为是A型预激，旁路位于左侧，与右心肥厚心电图类似，心电图中电轴右偏、V_1 导联以R波为主，T波改变无重要的临床意义。

评　注

患者清晰地描述了阵发性心动过速的发作过程，发作时头晕提示其循环功能受损。症状发作不频繁，故动态心电图检查意义不大。应立即请电生理医师会诊以进行射频消融治疗。

诊　断 ★

A 型预激综合征。

参考　《轻松学习心电图》81 页

《轻松应用心电图》126、197 页

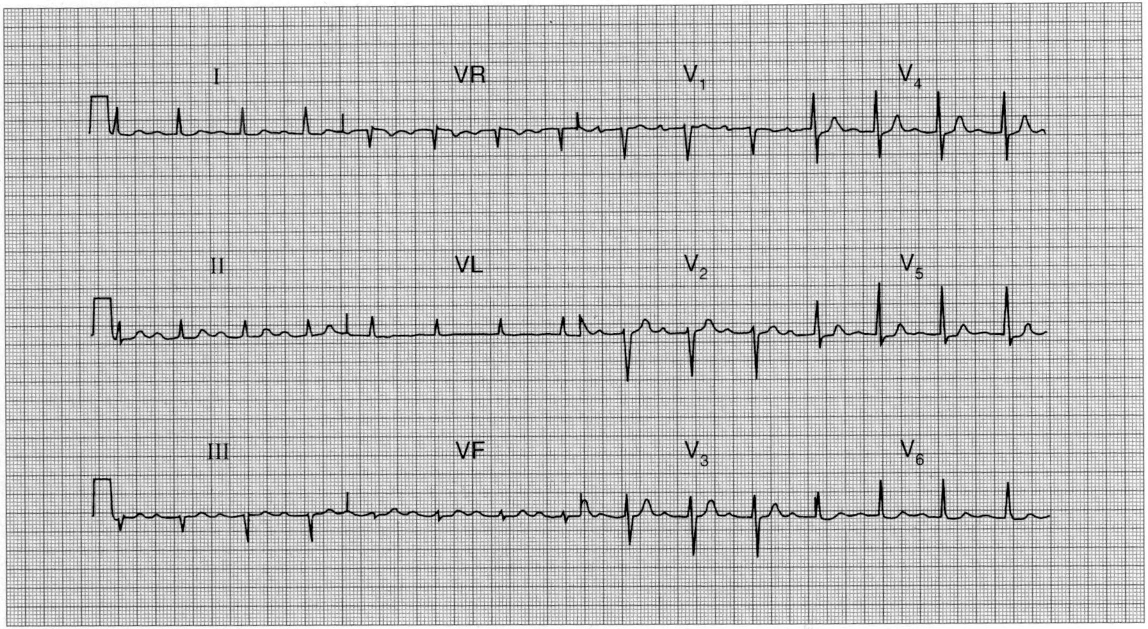

图 16 患者女，75 岁，主诉发作性头晕，本图显示有一点异常，有何临床意义？

图16答案与讨论

心电图特点

- 窦性心律
- PR间期延长至280ms（V_1、V_2导联最为清楚）
- 心电轴正常
- QRS波形态正常
- ST段和T波正常

临床解释

窦性心律，一度房室阻滞。

评　注

一度房室阻滞不影响血流动力学，其临床意义不大。但是，当一个患者存在可能由心动过缓引起的症状时（本例为头晕），那么有可能存在二度或三度房室阻滞，伴随缓慢心室率时可能出现阿－斯综合征发作。所以适当的处理方案是进行24小时动态心电图记录，并期望在此过程中患者有症状发作，这样就能确认头晕是否与心脏节律异常有关。一度房室阻滞本身不是永久起搏或其他治疗的适应证。

诊　断 ★

窦性心律伴一度房室阻滞。

参考　《轻松学习心电图》30页
《轻松应用心电图》138页

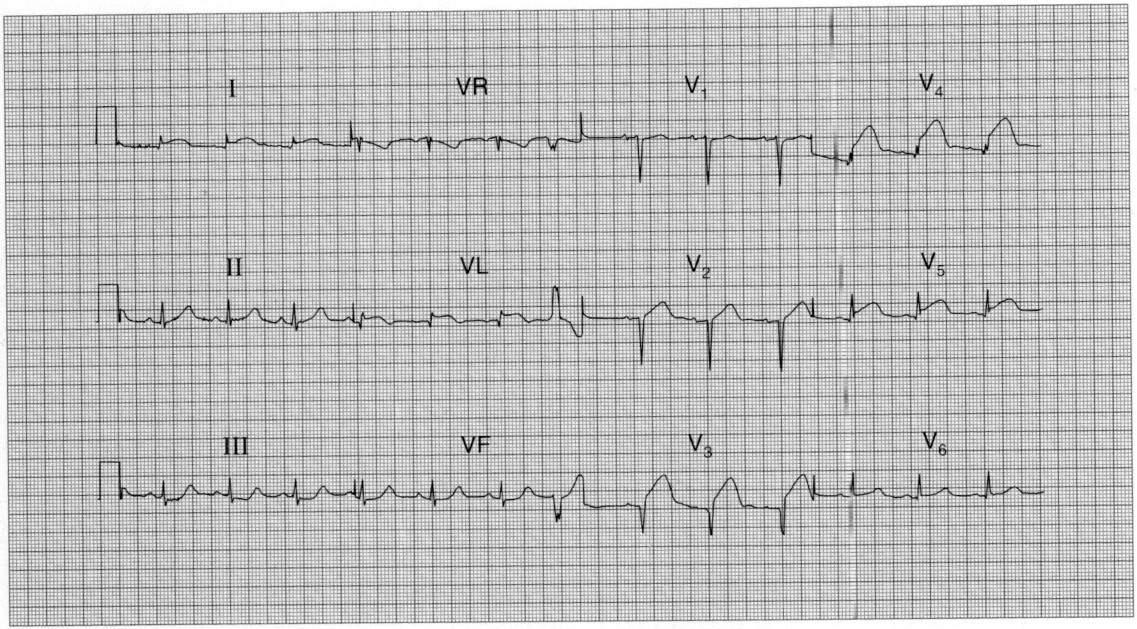

图 17 患者男，60 岁，急诊就医，严重的胸部疼痛，持续 1 小时，该心电图提示什么问题？应该如何处理？

图 17 答案与讨论

心电图特点

- 窦性心律
- 1 个室性期前收缩
- 心电轴正常
- V_2～V_3 可见 Q 波，aVL、V_4 导联可见 q 波
- Ⅰ、aVL、V_3～V_5 导联 ST 段抬高

临床解释

心电图提示急性前侧壁心肌梗死，虽然 V_3 导联 Q 波出现很快，但是整个心电图演变过程与 1 小时的疼痛病史是符合的。

评　注

该患者需要给予二醋吗啡镇痛治疗。由于多个导联的 ST 段抬高超过 2mm，因此只要排除出血的危险，应立即予以溶栓治疗，而不必等待胸片或其他检查结果，而且应该在转入冠心病监护病房之前在急诊室就开始进行。不必处理室性期前收缩。

诊　断

急性前侧壁心肌梗死。

参考　《轻松学习心电图》96 页
《轻松应用心电图》242 页

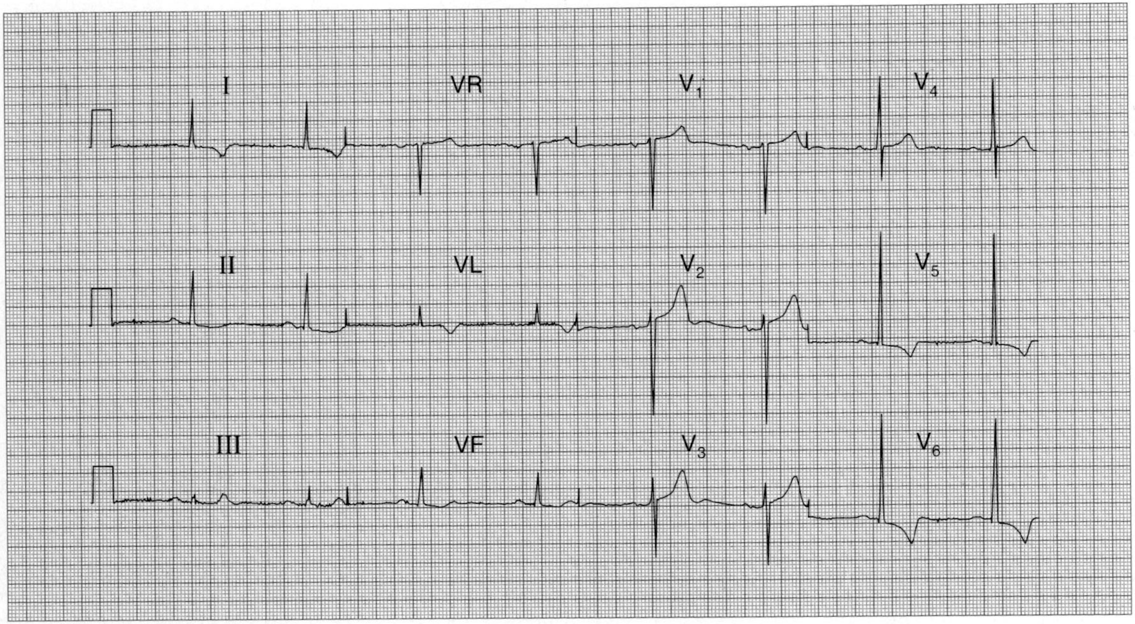

图 18 患者为一名已经退休的整形外科医师，70 岁，打电话述说他打高尔夫球时常常头晕，听诊发现心脏收缩期杂音，这是其心电图。试问诊断为何？下一步应如何诊治？

图18答案与讨论

心电图特点

- 窦性心律，心率48次/分
- 心电轴正常
- QRS时限正常，V_5导联R波振幅30mm，V_2导联S波振幅25mm
- Ⅰ、aVL、V_5～V_6导联T波倒置

临床解释

这是典型的左心室肥厚的心电图表现。

评　注

运动时头晕、收缩期杂音以及左室肥厚的证据都提示明显的主动脉瓣狭窄，应该检查超声心动图。本患者的超声心动图提示跨主动脉瓣的压力差高达140mmHg，提示为严重的主动脉瓣狭窄。该患者需要紧急进行主动脉瓣置换术。

诊　断 ★

左心室肥厚。

参考　《轻松学习心电图》93页
《轻松应用心电图》117页

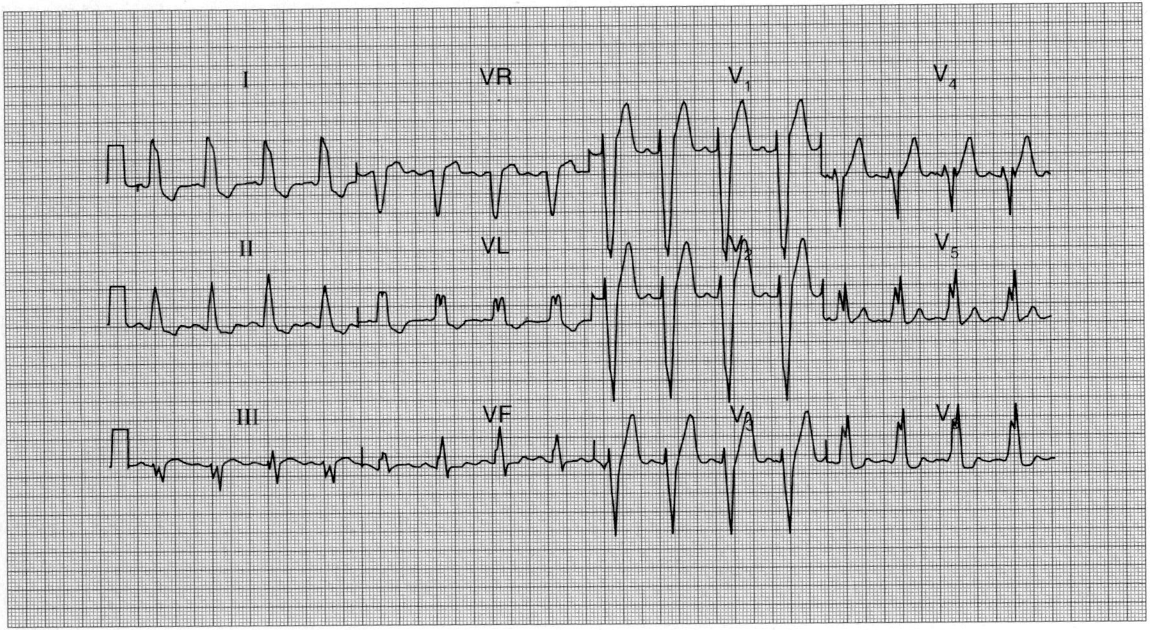

图 19 患者女，75 岁，主诉爬山时胸部不适，伴头晕，上楼时曾经晕倒。此心电图有何异常？应该注意检查什么体征？

图19答案与讨论

心电图特点

- 窦性心律
- QRS波增宽（140ms）
- V_6导联呈M型
- Ⅰ、aVL、V_6导联T波倒置

临床解释

典型的左束支阻滞的心电图表现。

评　注

患者的胸痛可能为心绞痛，其头晕以及运动时晕厥可能为严重的主动脉瓣狭窄所致。临床可见徐脉，血压100/80mmHg，心脏轻度扩大，可闻及响亮的收缩期喷射性杂音，在胸骨右上缘最清楚，向双侧颈部放射。超声心动图能进一步证实该诊断，并显示跨主动脉瓣压力阶差为100mmHg。为排除冠状动脉疾病必须行心导管检查。随后医生为她实行了主动脉瓣置换术，术后完全康复。

诊　断

窦性心律伴左束支阻滞。

参考　《轻松学习心电图》39页
《轻松应用心电图》15页

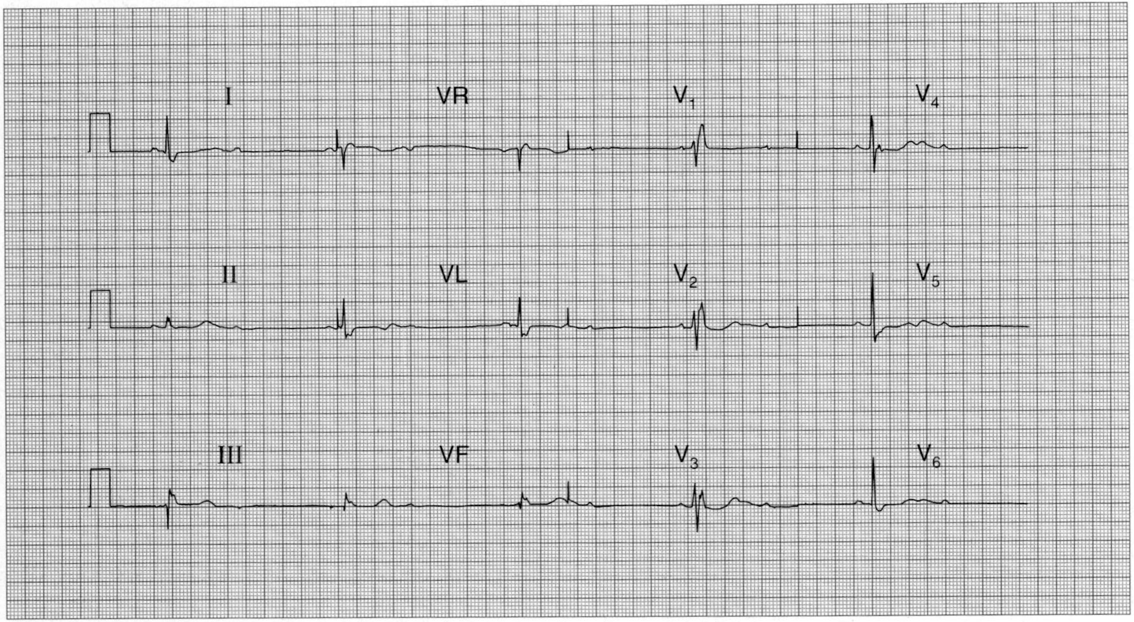

图 20 患者男，70 岁，因气短就诊，该症状 3 个月前出现，持续数天。该心电图提示什么？需要哪些治疗？

图20答案与讨论

心电图特点

- 窦性心律
- 二度（2：1）房室阻滞（V_3导联最清楚）
- 心室率30次/分
- 可下传的搏动中PR间期正常
- 心电轴正常
- QRS时限延长
- V_1～V_3导联为rSR′型，V_6导联可见宽的S波
- V_3～V_6导联可见明显的U波

临床解释

该患者为二度房室阻滞伴右束支阻滞，显然其传导系统病变广泛。

评　注

心率缓慢可能是其心衰的原因，该患者需要植入永久性人工心脏起搏器。病史提示心衰的发生与胸痛无关，所以心律失常的原因可能是传导系统纤维化而并非心肌缺血。该患者还需检查超声心动图。如有左心室功能不全表现，还需服用血管紧张素转换酶抑制剂治疗。

诊　断 ★★

二度房室阻滞及右束支阻滞。

参考　《轻松学习心电图》31、37页
《轻松应用心电图》140页

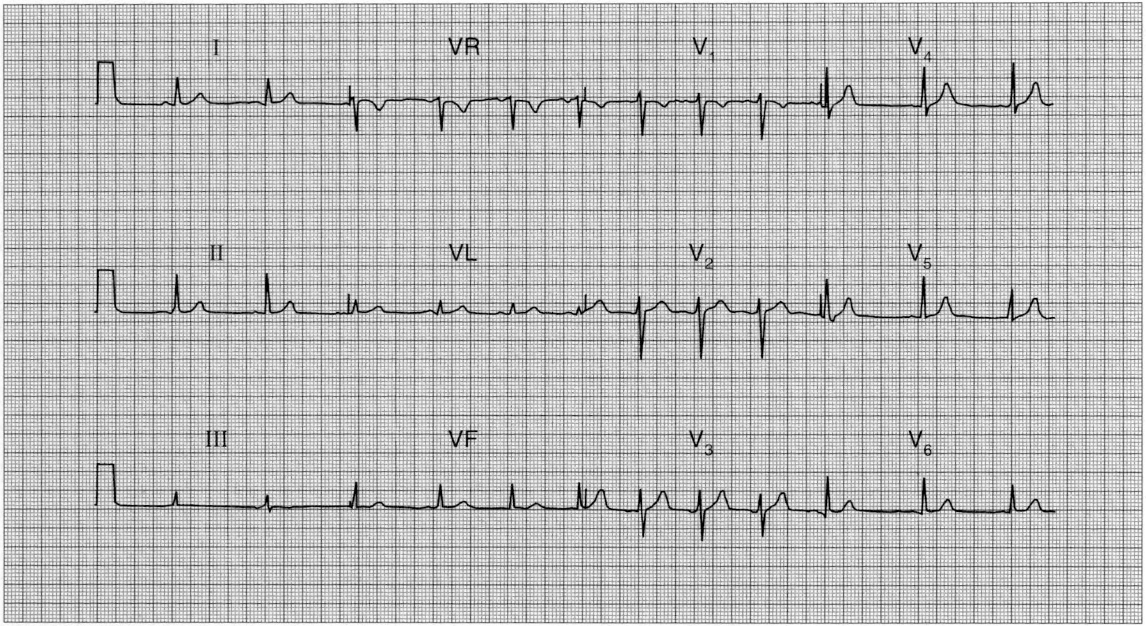

图 21 1 名医学生实习期间记录的心电图，该图提示什么？

图 21 答案与讨论

心电图特点

- 窦性心律
- 窦性心律失常
- 心电轴正常
- QRS 波形态正常
- ST 段和 T 波正常

临床解释

这是一份完全正常的心电图。伴随心率逐渐上升或下降，QRS 间期随每一跳而改变。对比 V_1、V_2 和 V_3 的心电图记录与 V_4、V_5 和 V_6 的心电图可能给人一种错误的印象即心律发生了变化，实际上这是随呼吸而发生的心率改变，即所谓窦性心律不齐，这在年轻人中是正常的。根据 P 波的形态是否正常可以区分窦性心律不齐和房性期前收缩。

评　注

不需任何处理。

诊　断 ★

正常心电图，有窦性心律不齐。

参考　《轻松学习心电图》54 页
《轻松应用心电图》51 页

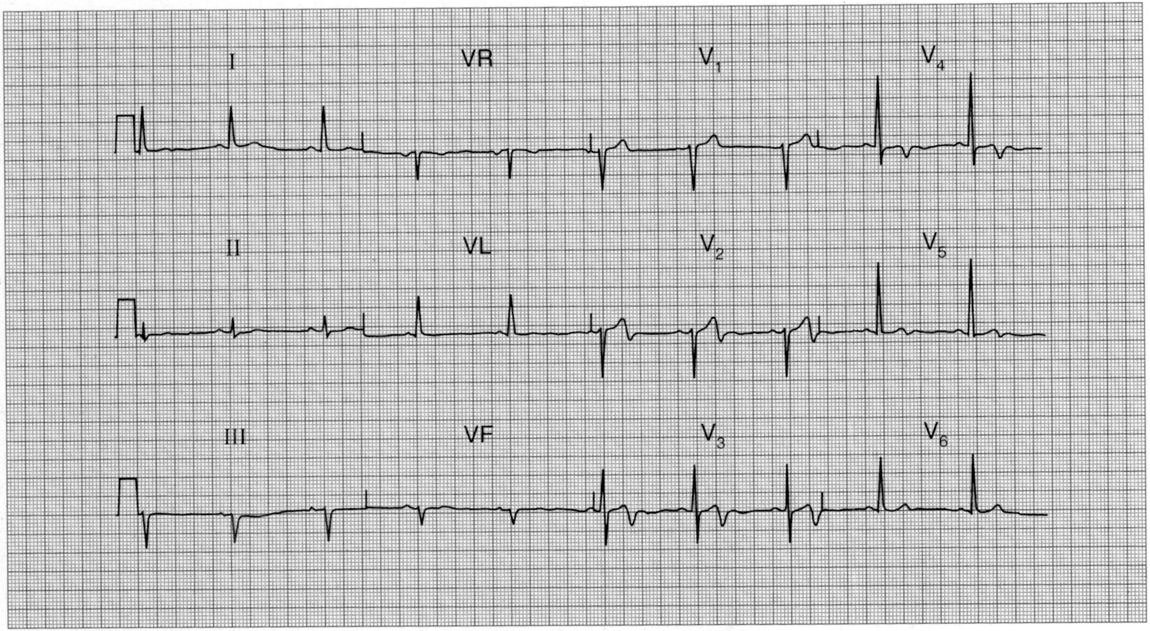

图 22 患者男，48 岁，严重的胸部疼痛持续 1 小时，该心电图提示什么问题？应该如何处理？

图22答案与讨论

心电图特点

- 窦性心律
- 心电轴正常
- QRS 波形态正常
- V_2、V_3、V_5 导联 T 波双向
- V_4 导联 T 波倒置

临床解释

典型的急性前壁非 Q 波心肌梗死的心电图。

评　注

该心电图表现提示患者无传统意义上的溶栓适应证，传统认为有ST段抬高或新出现的束支阻滞才是溶栓的适应证。虽然目前来看该患者情况稳定，但需要进行心电监护，1小时后复查心电图以观察是否会出现ST段抬高。

诊　断 ★

急性前壁非 Q 波心肌梗死。

参考　《轻松学习心电图》104 页
《轻松应用心电图》265 页

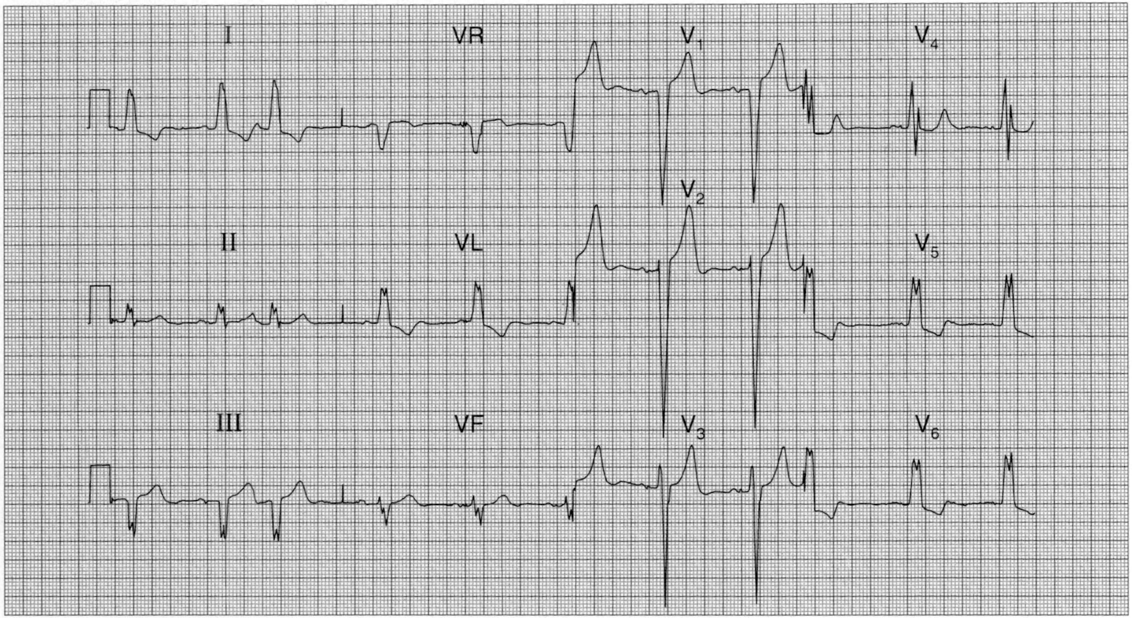

图 23 患者男，70 岁，曾有心绞痛发作，现服 β 受体阻滞剂治疗，本次来急诊的主诉是类似既往心绞痛的疼痛再次发作，较过去更为严重，已持续 4 小时。该心电图提示什么？给予什么处理是恰当的？

图23答案与讨论

心电图特点

- 窦性心律
- 室上性期前收缩（交界区）
- 心电轴正常
- 宽QRS波（140ms）
- V_4～V_6导联QRS波为M型
- V_4导联T波倒置

临床解释

窦性心律伴室上性期前收缩及左束支阻滞。

评　注

如果患者在6小时之内有心肌梗死的症状，而且合并束支阻滞，只要该束支阻滞是新出现的，就应予以溶栓治疗。本患者有心绞痛，故首先应予以镇痛治疗，然后设法找到过去的心电图，确定其束支阻滞是否为新出现的。如果找不到过去的心电图，就不应进行溶栓治疗，应按照急性冠状动脉综合征来处理。室上性期前收缩并非重要。

诊　断 ★

左束支阻滞，室上性期前收缩。

参考　《轻松学习心电图》36、63页
《轻松应用心电图》259页

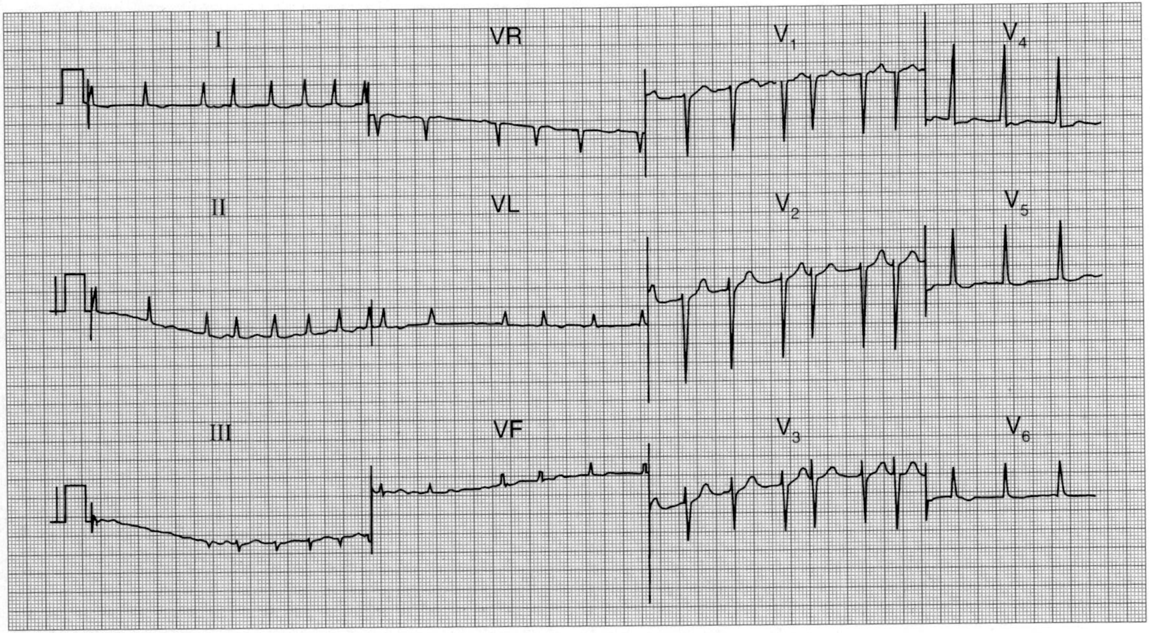

图 24 患者男，60 岁，因严重心衰在门诊治疗。试问诊断是什么？应该如何治疗？

图 24 答案与讨论

心电图特点

- 心房颤动
- 心室率 75～200 次 / 分
- 心电轴正常
- QRS 波形态正常
- 有下斜型的 ST 段下移，特别是在 V_5、V_6 导联明显

临床解释

虽然ST段下移提示该患者在服用地高辛，但患者房颤的心室率控制并不好；无提示心肌缺血的心电图改变。

评　注

因为无心肌缺血的临床和心电图依据，因此可能的诊断有风湿性心脏病、甲亢以及各种心肌病。必须检查超声心动图，另外必须化验血清地高辛浓度，如有必要可增加地高辛剂量。除地高辛外，该患者需要服用血管紧张素转换酶抑制剂、利尿剂，也可能需要抗凝治疗。一旦心衰控制，必须考虑使用β受体阻滞剂。

诊　断 ★★

心房颤动，心室率控制不佳，地高辛效应。

参考　《轻松学习心电图》78、107 页
《轻松应用心电图》309 页

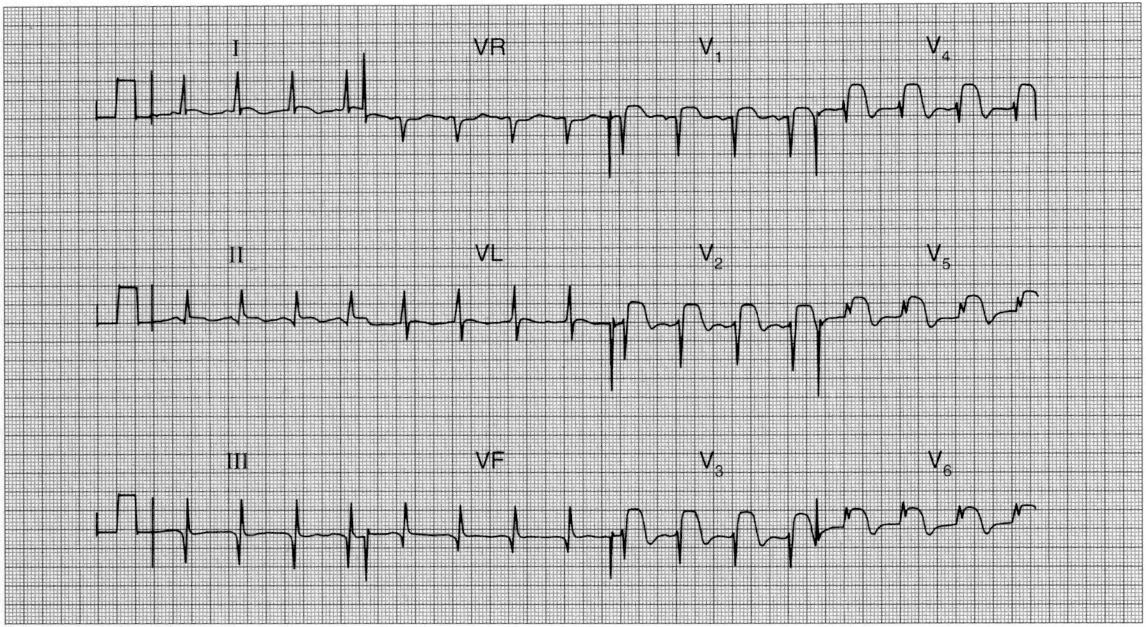

图 25 患者男，60 岁，3 年前曾发生心肌梗死，后来有轻微的心绞痛。因 1 小时前出现胸部疼痛舌下含服硝酸甘油无效而住院治疗。该心电图提示什么？应该如何处理？

图25答案与讨论

心电图特点

- 窦性心律
- 心电轴正常
- Ⅱ、Ⅲ、aVF导联可见Q波
- 胸前导联QRS波形态正常
- $V_1 \sim V_6$导联ST段明显抬高

临床解释

Ⅲ、aVF导联的Q波提示陈旧性下壁心肌梗死，$V_1 \sim V_6$导联ST段抬高提示急性前壁心肌梗死。

评　注

应给予患者镇痛治疗，如无禁忌证，应立即给予阿司匹林和溶栓剂。如果上一次心肌梗死时应用了链激酶治疗，本次应给予阿替普酶或瑞替普酶治疗。

诊　断 ★★

陈旧性下壁、急性前壁心肌梗死。

参考　《轻松学习心电图》96页
《轻松应用心电图》254页

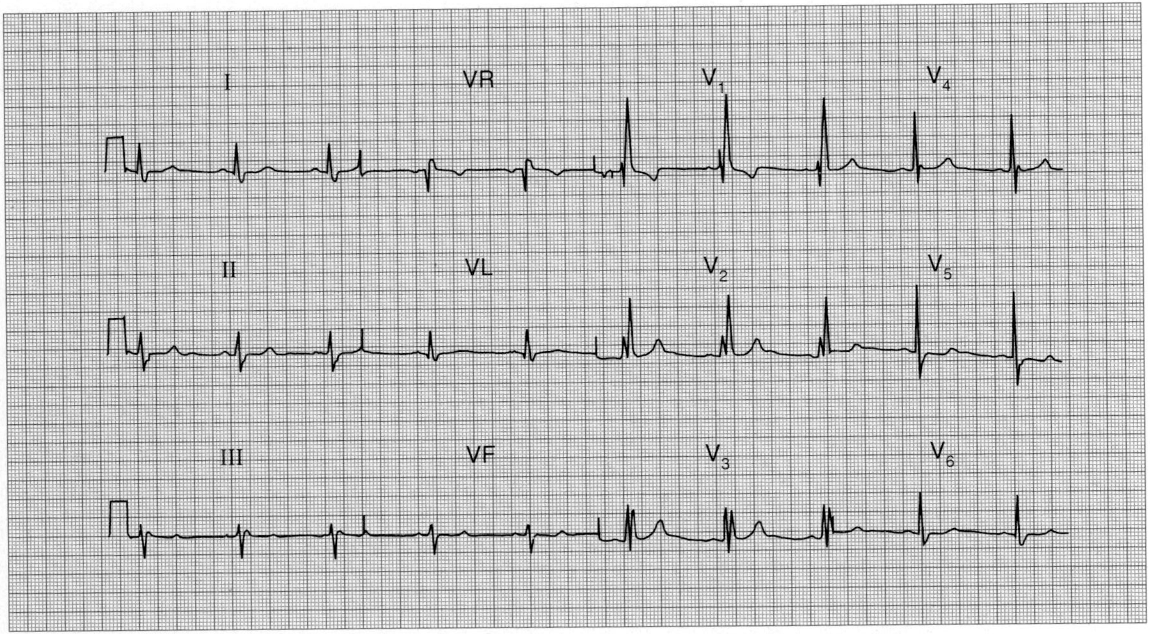

图 26 患者男，15 岁，由于发现心脏杂音在门诊就诊，无症状。本心电图提示什么？可能发现什么体征？

图 26 答案与讨论

心电图特点

- 窦性心律
- 心电轴正常
- QRS 波宽（140ms）
- V_1 导联为 rSR′ 型
- V_5 导联 S 波宽、有顿挫
- ST 段和 T 波正常

临床解释

右束支阻滞心电图。

评　注

在一小部分心脏完全正常的人中可见右束支阻滞。但是，如果有心脏杂音，应该考虑有房间隔缺损的可能，该患者即如此，查体可发现肺动脉瓣区第二音宽分裂，吸气时无变化（这是典型的右束支阻滞的体征），胸骨左缘可闻及收缩期喷射性杂音。深吸气时在胸骨左下缘可闻及柔和的舒张期杂音。收缩期杂音是右心容量负荷过重引起的肺动脉血流杂音，吸气时的舒张期杂音是三尖瓣反流性杂音。超声进一步肯定了该诊断，其后利用经皮伞形封堵器治疗封闭了房间隔缺损，但术后右束支阻滞仍然存在。

诊　断 ★

窦性心律伴右束支阻滞。

参考　《轻松学习心电图》37 页
《轻松应用心电图》345 页

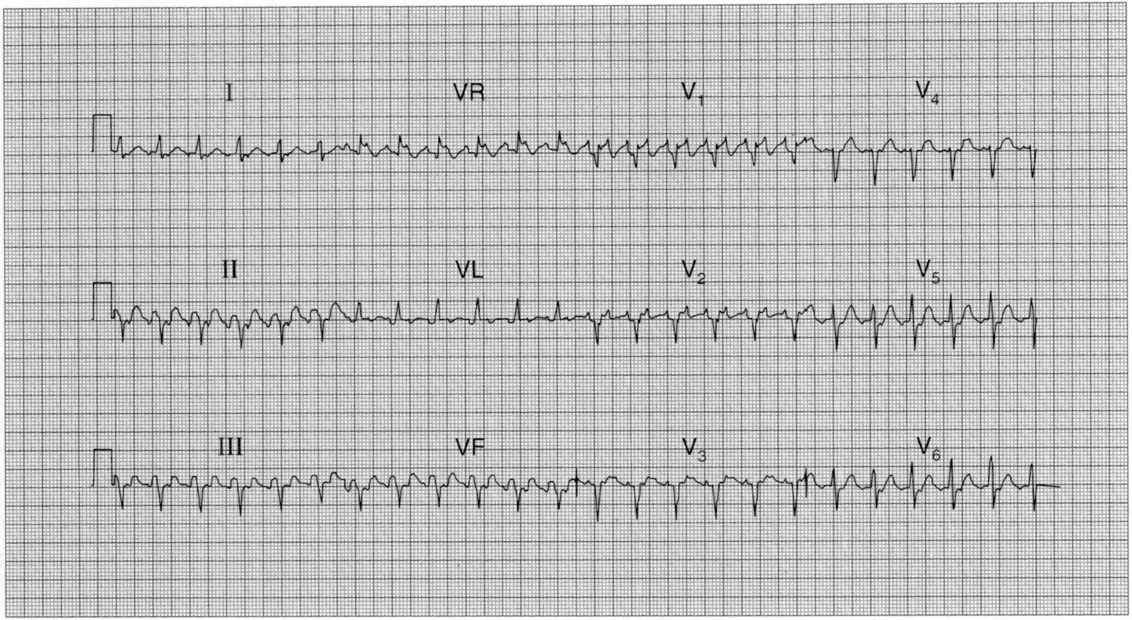

图 27 患者男，40 岁，主诉上楼时气短，该患者没有注意到自己过快的心率，无胸痛，除心率快以外未见其他心血管异常，但查体发现轻微的黄疸而且脾大。该如何处理？

图 27 答案与讨论

心电图特点

- 心房扑动
- 心室率 140 次 / 分
- 电轴左偏
- QRS 波形态基本正常，仅在 V_6 导联可见 S 波

临床解释

心电图提示为房扑伴 2 : 1 房室传导，电轴左偏可能是由于左前半分支阻滞，但由于 QRS 时限正常，电轴偏移的临床意义不清楚。V_6导联的S波提示可能存在慢性肺病。

评　注

如果患者未发生心衰，一般应确定其心律失常的原因以后再进行治疗。房性心律失常、黄疸和脾大提示酒精中毒。患者需要抗凝治疗，但其 INR 值可能已经高于正常。需要行超声心动图检查来评价左室功能，可以服用地高辛来控制心室率。经过抗凝治疗后，必须进行复律治疗，可以选择电复律或氟卡尼。

诊　断 ★

心房扑动伴 2 : 1 房室传导。

参考　《轻松学习心电图》68 页

《轻松应用心电图》160 页

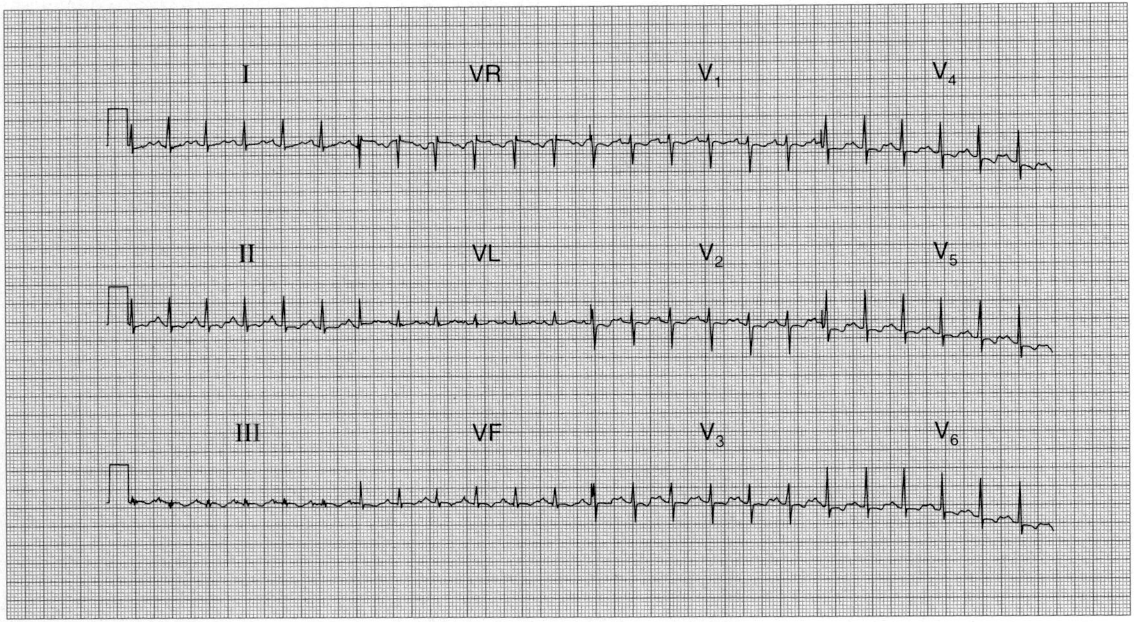

图 28 患者女，39 岁，主诉突发气短，既往体健，无胸痛，查体仅发现心率快，试问如何诊断？

图28答案与讨论

心电图特点

- 窦性心律，心率140次/分
- 房室传导正常
- 电轴正常
- QRS波形态正常
- $V_1 \sim V_4$导联轻微的ST段下移
- 下壁和所有胸前导联T波双向或倒置

临床解释

本心电图为明显的窦性心动过速，电轴和QRS波形态正常，广泛的ST-T改变显然不正常，但并非某种疾病的特异性表现。实际上，$V_1 \sim V_3$导联受累提示是右室疾病所致。

评 注

必须将本例的心电图和患者的病史及体征（如果存在阳性体征）结合起来分析。患者心脏显然有病变，突发的气短但无疼痛提示肺动脉栓塞，核素（通气灌注）扫描发现多发性小的肺梗死。

诊 断 ★★

窦性心动过速伴广泛的ST-T改变，提示肺栓塞。

参考 《轻松学习心电图》92页
《轻松应用心电图》289页

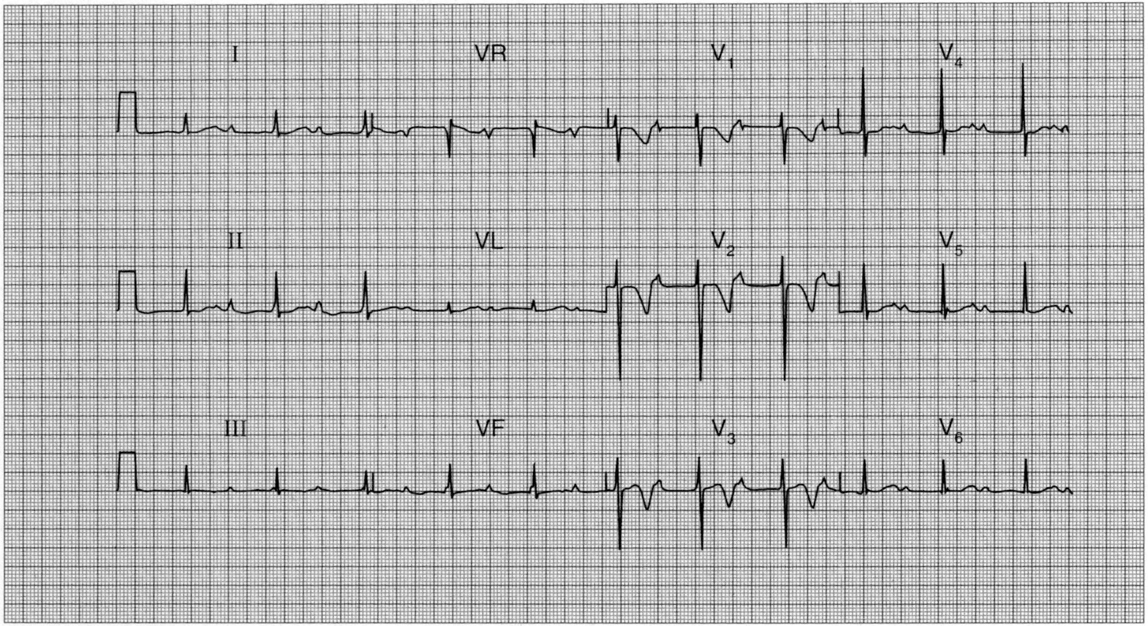

[redacted] 患者男，50 岁，急诊入院，心肌梗死样胸痛持续 3 小时。该心电图提示什么？应该如何处理？

图 29 答案与讨论

心电图特点

- 窦性心律
- PR 间期明显延长（480ms）
- 心电轴正常
- QRS 波形态正常
- V_1～V_3 导联 T 波倒置

临床解释

非 Q 波性前壁心肌梗死伴一度房室阻滞。由于 V_1～V_3 导联 T 波倒置而 V_4 无 T 波倒置，应考虑到肺栓塞的可能。

评　注

心电图改变不符合心肌梗死时传统的溶栓适应证（ST 段抬高或新出现左束支阻滞）。一度房室阻滞并非临时起搏的适应证，但必须进行监护，因可能发展为高度阻滞。

诊　断 ★★

一度房室阻滞和前壁非 Q 波性心肌梗死。

参考 《轻松学习心电图》30、104 页
《轻松应用心电图》266 页

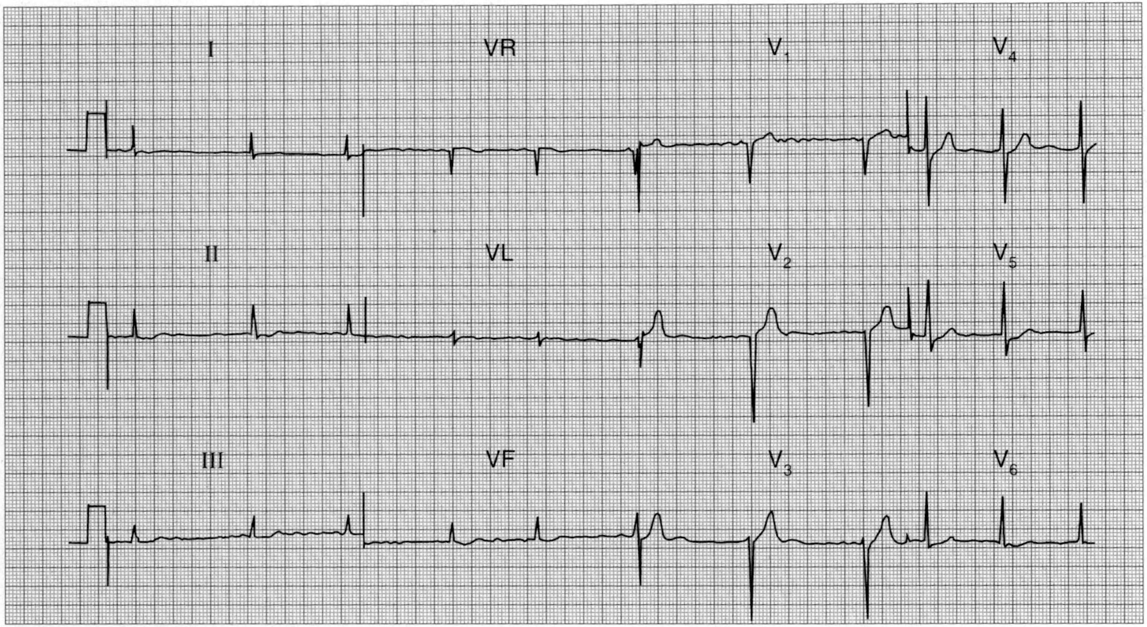

图 30 患者男，65 岁，因气短和类似心绞痛的胸痛就诊，未经治疗。该心电图有助于决定诊断和治疗方案吗？

图30答案与讨论

心电图特点

- 心房颤动
- 心室率50～70次/分
- 心电轴正常
- 胸前导联R波演变异常（V_3导联无R波，而V_4导联R波正常）
- ST段和T波正常

临床解释

尽管该患者房颤未经治疗，但心室率正常。V_3和V_4导联间R波演变异常可能是胸导位置不正确所致，但也可能提示有陈旧性前壁心肌梗死。

评　注

除缺血外，必须排除其他可能引起房颤的原因。运动试验能够明确其胸痛是否为心绞痛，也能显示其心室率在运动时是否控制良好，会不会异常增加。

诊　断 ★★

心房颤动，可能有陈旧性前壁心肌梗死。

参考　《轻松学习心电图》78、103页
《轻松应用心电图》243、251页

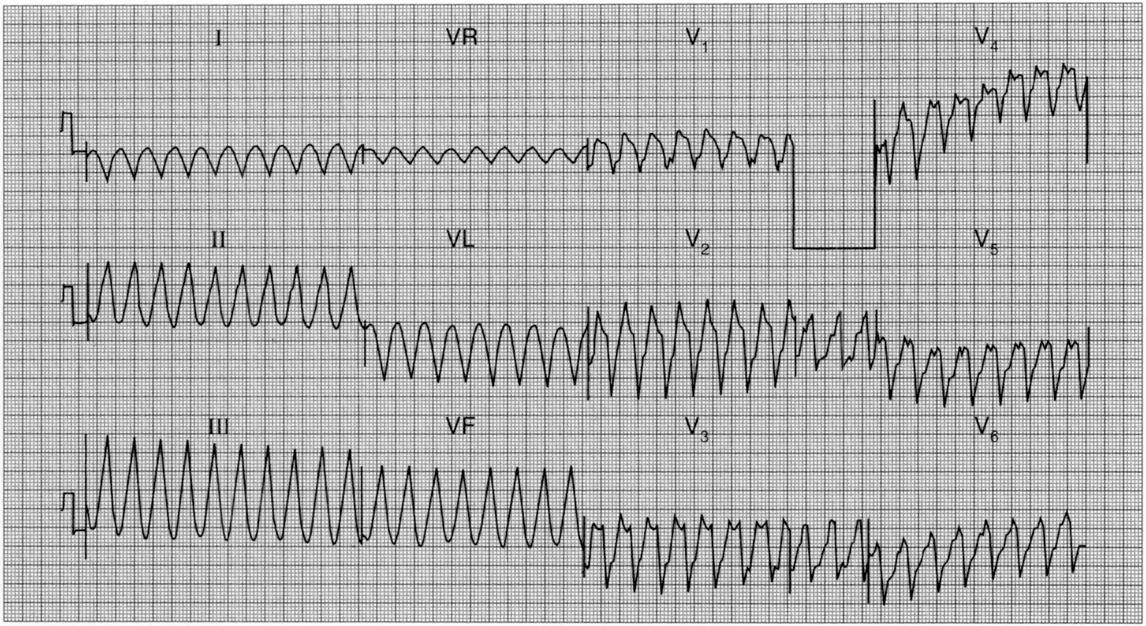

图 31 2小时前收入冠心病监护病房的急性前壁心肌梗死患者，查体全身湿冷，意识模糊，血压测不到，心电图提示什么？应该如何处理？

图 31 答案与讨论

心电图特点

- 宽 QRS 波心动过速，频率约 250 次 / 分
- QRS 波节律规则
- QRS 波时限 200ms
- 电轴和 QRS 波形态难以辨认

临床解释

急性心肌梗死时出现的宽 QRS 波心动过速，首先应考虑起源于心室，除非其在窦性心律时就已存在束支阻滞。本例心动过速节律规则，QRS 波很宽，形态奇特，无疑是室性心动过速。

评　注

因为有严重的循环衰竭，需要立即电复律。

诊　断 ★★★

室性心动过速。

参考　《轻松学习心电图》75 页
《轻松应用心电图》178 页

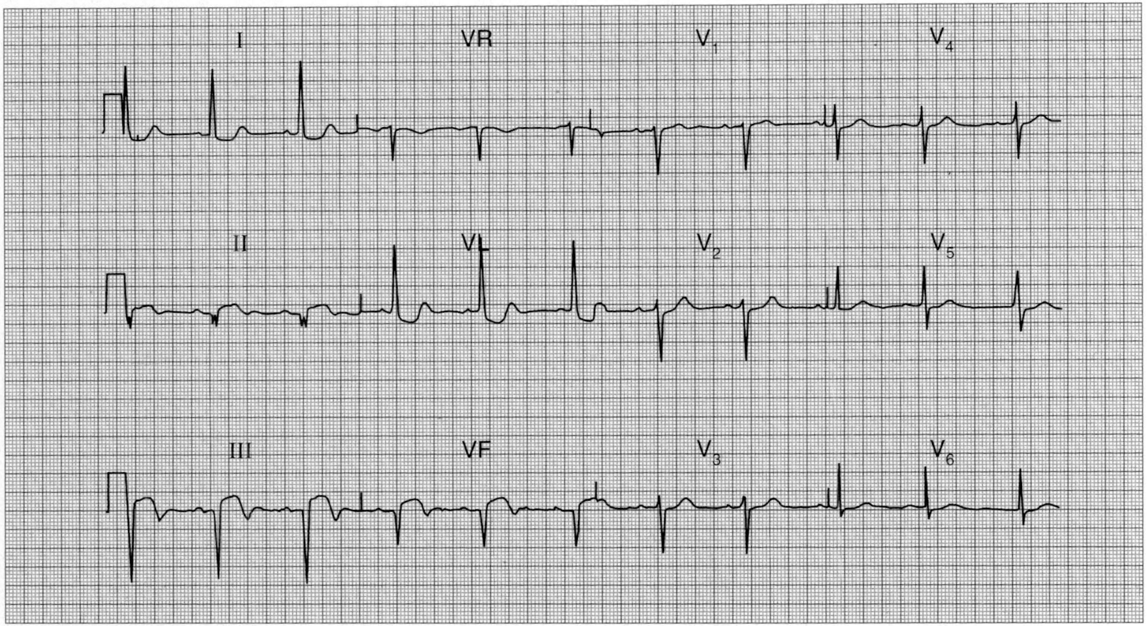

图 32 患者男，50 岁，急诊入院，胸痛已持续 4 小时，疼痛性质与心肌梗死相同，除疼痛外，体检未见异常。该心电图提示什么？应该如何处理？

图 32 答案与讨论

心电图特点

- 窦性心律
- 心电轴正常
- Ⅱ、Ⅲ、aVF 导联可见 Q 波
- Ⅱ、Ⅲ、aVF 导联 ST 段抬高，T 波双向
- aVL 导联 ST 段下斜型下移
- QRS 波形态正常，胸前导联 ST 段和 T 波正常

临床解释

急性下壁心肌梗死。Q 波形成的速度变异较大，但本心电图与疼痛 4 小时的病史是符合的。

评　注

镇痛是最重要的治疗。无禁忌证时，应立即给予阿司匹林，并尽快进行溶栓治疗。

诊　断 ★

急性下壁心肌梗死。

参考 《轻松学习心电图》99 页
《轻松应用心电图》240 页

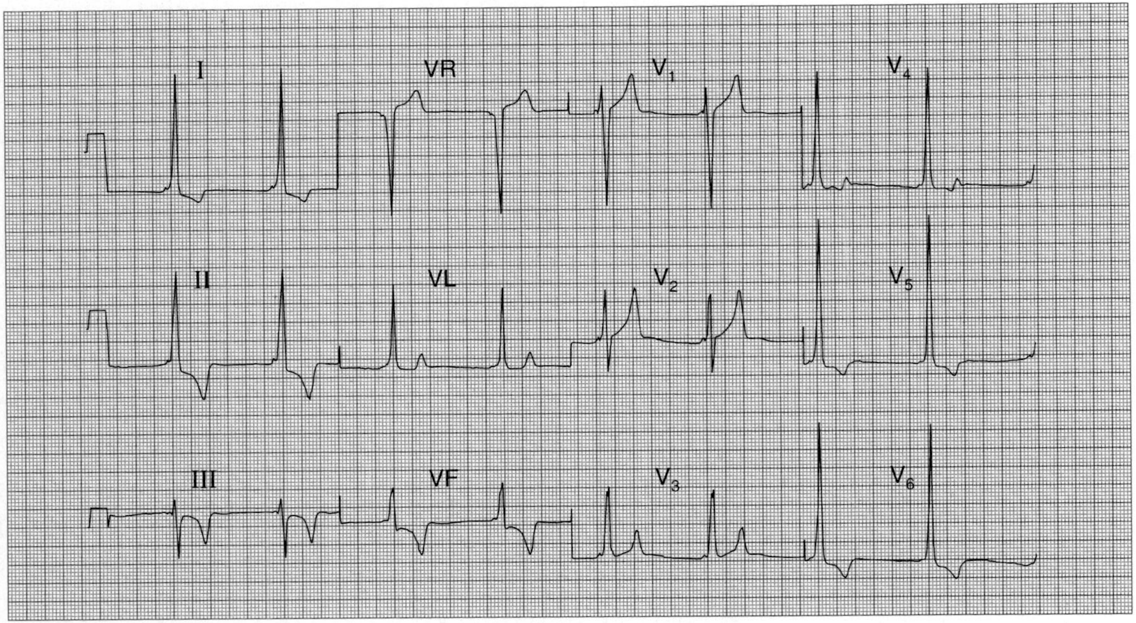

图 33 患者男，35 岁，无症状，常规体检发现血压 180/105mmHg，该心电图提示什么？应该如何处理？

图33答案与讨论

心电图特点（半电压，0.5cm=1mV）

- 窦性心律，心率50次/分
- PR间期很短
- 心电轴正常
- QRS波起始部顿挫——δ波
- QRS时限延长（200ms）
- 侧壁导联QRS振幅高
- Ⅰ、aVL、Ⅲ、aVF、V_5~V_6导联T波倒置

临床解释

这是1份B型预激综合征心电图。该患者血压高，侧壁导联振幅高以及T波倒置提示可能存在左室肥厚，但这些改变无特异性。预激也可能引起类似改变。

评　注

如患者没有与阵发性心动过速有关的症状，不必做进一步的检查和治疗。许多心电图有预激的患者终生没有发作心动过速。

诊　断 ★★

B型预激综合征。

参考 《轻松学习心电图》81页
《轻松应用心电图》38、104页

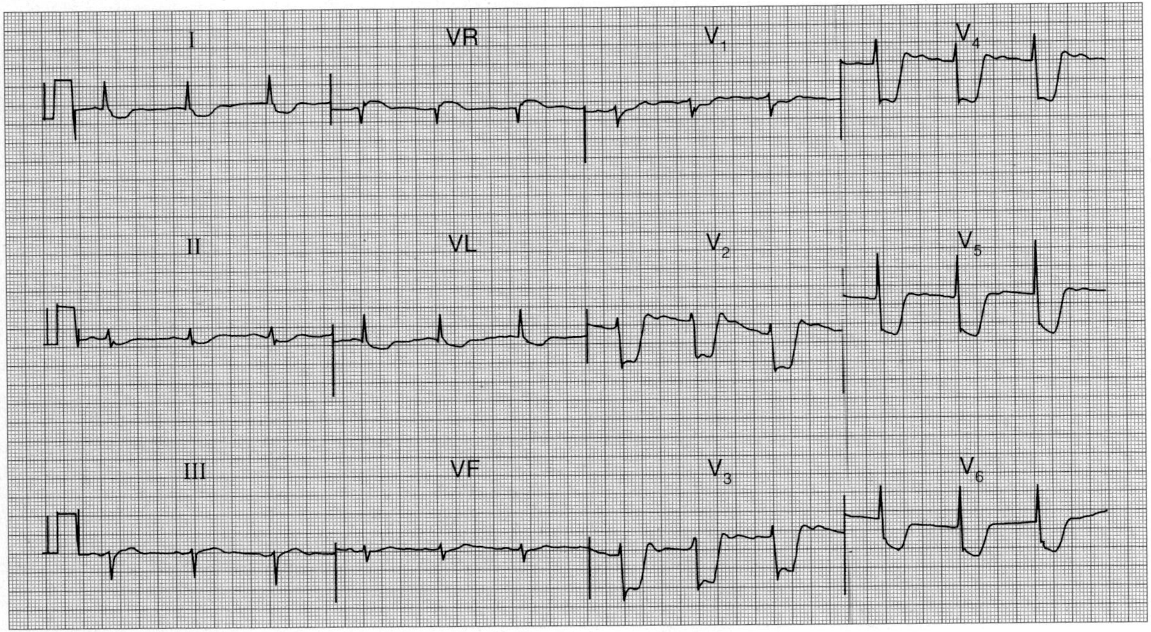

图 34 患者男，80 岁，行股－腘动脉旁路术后恢复期，心电图有什么异常？应该如何处理？

图 34 答案与讨论

心电图特点

- 窦性心律
- 心电轴正常
- QRS 波正常
- V_2～V_4 明显的 ST 段水平型下移（约 8mm），侧壁导联 ST 段下斜型下移

临床解释

患者高龄，有周围血管疾病，所以很可能也存在冠状动脉疾病。心电图表现提示有严重的心肌缺血，不可思议的是没有发生心动过速。

评　注

患者的术后情况使得处理心脏问题很困难。该患者需要阿司匹林和肝素抗凝治疗，还应谨慎地给予硝酸酯类药。

诊　断 ★★

严重的前侧壁心肌缺血。

参考　《轻松学习心电图》98 页
《轻松应用心电图》267 页

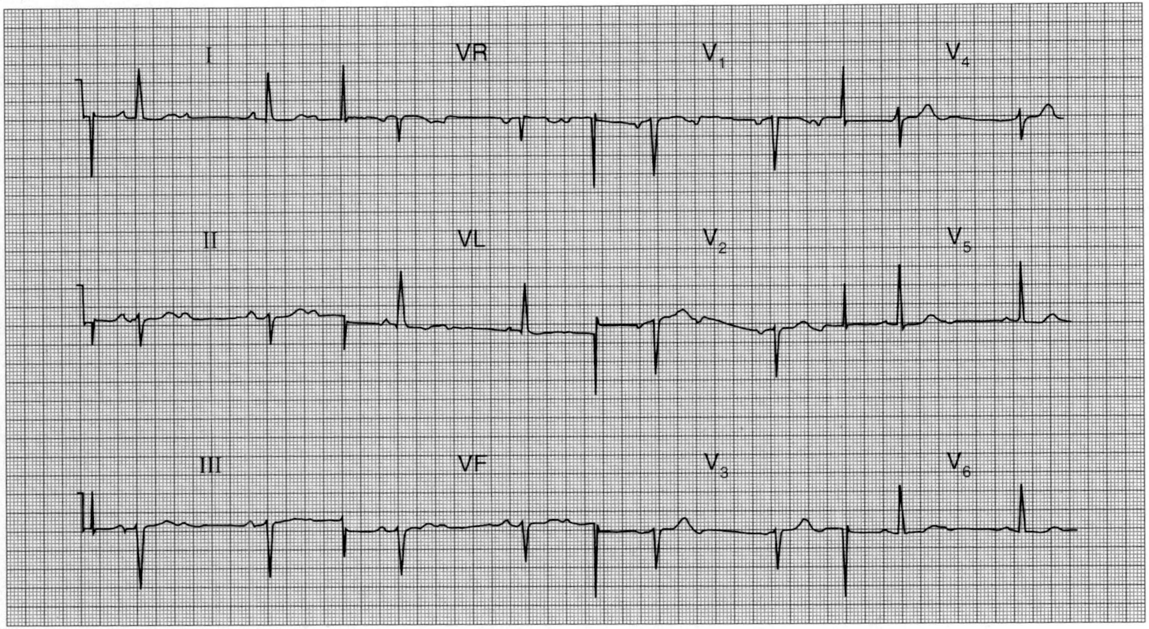

图 35 患者男，75 岁，主诉气短，无胸痛、头晕等，查体除脉搏缓慢之外未见其他异常，该例心电图存在哪 3 个异常？应该如何治疗？

图35答案与讨论

心电图特点

- 窦性心律
- 二度房室阻滞（2∶1传导）
- 电轴左偏
- 胸前导联R波演变异常
- T波正常

临床解释

二度房室阻滞导致心室率仅有45次/分，这是患者气短的原因。电轴左偏提示有左前分支阻滞。R波演变异常（V_3导联几乎无R波，V_4导联为小R波，V_5导联R波正常）提示有陈旧性前壁心肌梗死。

评　注

患者需要植入永久性人工心脏起搏器。

诊　断　★★★

二度房室阻滞（2∶1），左前分支阻滞，可能有陈旧性前壁心肌梗死。

参考　《轻松学习心电图》31、46页
《轻松应用心电图》140页

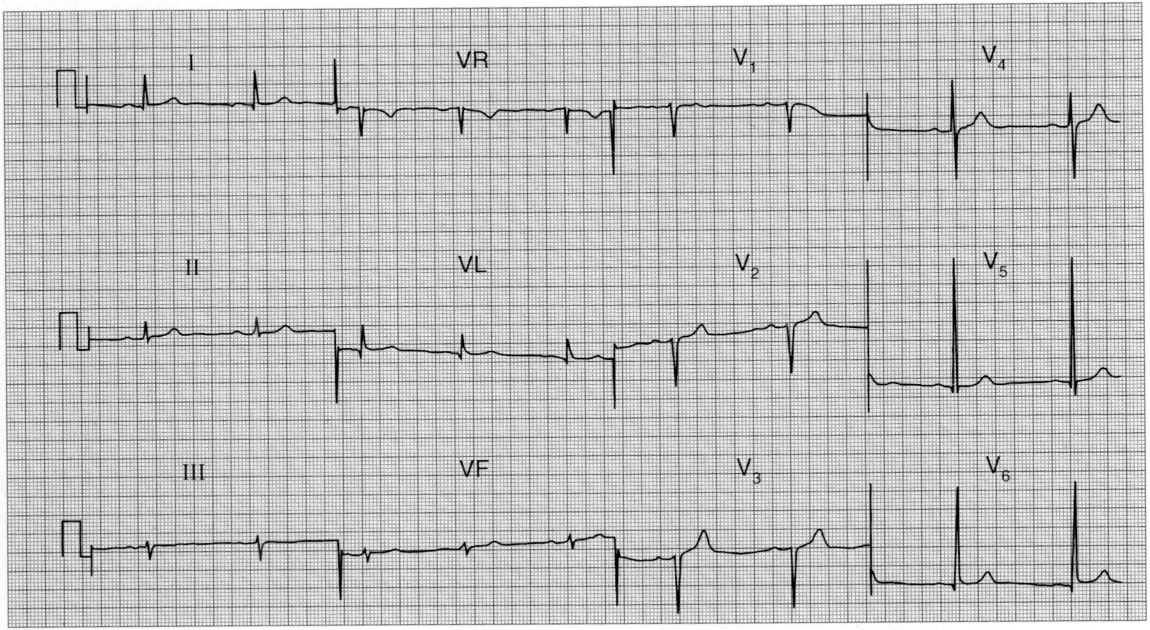

图 36 医学生，男，22 岁，他有必要为此心电图担忧吗？

图36答案与讨论

心电图特点

- 窦性心律
- 心电轴正常
- R波振幅高（V_6导联28mm，V_5导联32mm）
- V_3导联无R波
- ST段和T波正常

临床解释

根据电压标准（V_5或V_6的R波高于25mm，或者V_5或V_6的R波加V_1或V_2的S波大于35mm）判断，此图有左室肥厚的表现，但是未见T波异常。仅根据电压本身作为判断左室肥厚的标准是不可靠的，因为在年轻人中正常电压范围是有变化的。V_3导联R波消失可能代表陈旧前壁心肌梗死，但这在年轻人极为罕见，很可能是导联位置不当所致。

评　注

建议该学生买一本较好的解释心电图的书。如果这不能使其安心，可以查超声心动图以明确左室壁厚度。

诊　断 ★★

“电压”意义上的左室肥厚，实际可能是正常的。

参考　《轻松学习心电图》93页
《轻松应用心电图》68页

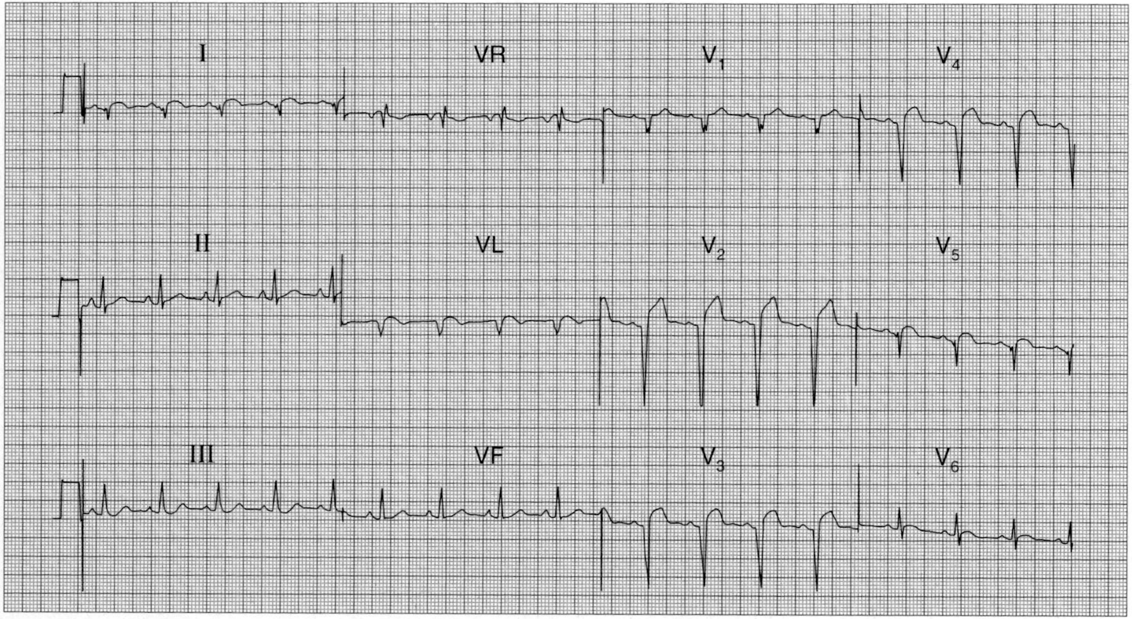

图 37 患者男，70 岁，门诊患者，有心衰的症状和体征。其症状在几周前很突然地出现，那时他有过几小时的胸部不适。该心电图提示什么？应该如何处理？

图 37 答案与讨论

心电图特点

- 窦性心律，频率 100 次 / 分
- 心电轴正常
- Ⅰ、aVL、V_2～V_5 可见 Q 波
- Ⅰ、aVL、V_2～V_6 导联 ST 段抬高
- V_6 导联 T 波倒置

临床解释

ST 段抬高提示急性心肌梗死，但 Q 波已经说明心肌梗死最少已发生几小时。根据患者的病史来看，其心肌梗死应该发生在就诊几周前，现在没有后来再次发生心肌梗死的依据，所有的心电图改变都是原来的心肌梗死留下的。胸前导联的 ST 段抬高提示可能有室壁瘤。

评　注

分析一例心电图一定要结合病人的病史。既然心电图改变可以用陈旧性心肌梗死来解释，那么我们应该认可这一过程。应该按照常规方法给患者进行治疗，包括利尿剂、血管紧张素转换酶抑制剂和 β 受体阻滞剂。由于心衰是由心肌缺血引起的，应该服用阿司匹林和他汀类药。

诊　断 ★

发生时间不确定的前侧壁心肌梗死。

参考　《轻松学习心电图》98 页
《轻松应用心电图》243 页

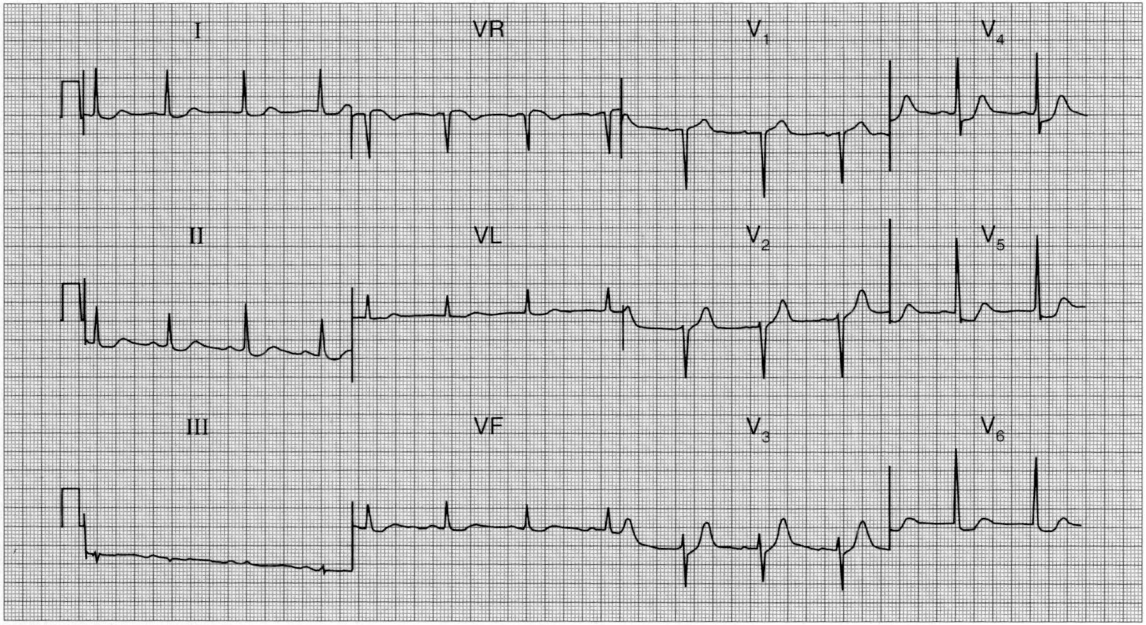

图 38 患者男，60 岁，因运动时胸痛就诊。心电图提示什么？应该注意检查什么体征？

图 38 答案与讨论

心电图特点

- 窦性心律
- 心电轴正常
- QRS 波正常
- Ⅰ、Ⅱ、aVL 导联轻度 ST 段下移
- V_4～V_6 导联 ST 段水平或下斜型下移 2～3mm

临床解释

Ⅰ、Ⅱ、aVL 导联的 ST 段变化无特异性，但 V_4～V_5 导联的ST段改变无疑是心肌缺血的表现，因其为水平型下移且大于 2mm。V_6 导联的 ST 段下斜型下移也可能是缺血的表现，但也可能是地高辛效应。

评　注

患者无心绞痛体征，但有疼痛（面色苍白，窦性心动过速）、心衰（包括心尖部奔马律），另外可能还有高血压、高胆固醇的证据，或者吸烟。可能有无脉或脉弱，提示周围血管疾病。运动试验可能会表现更明显的缺血心电图，但不必为了诊断而做此检查。

诊　断 ★★

心肌缺血引起的 ST 段下移。

参考　《轻松学习心电图》101 页
《轻松应用心电图》267～275 页

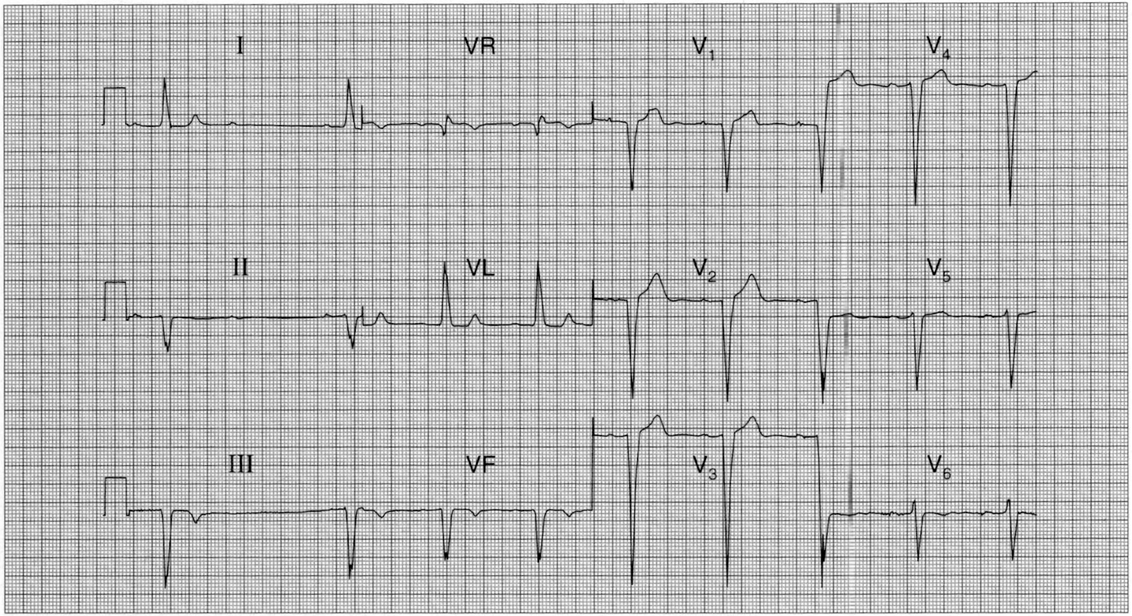

图 39 患者男，65 岁，3 年前曾发生心肌梗死。本次因再次发作胸痛 2 小时就诊，就诊时胸痛已缓解。该心电图提示什么？该患者病情如何？应该如何处理？

图 39 答案与讨论

心电图特点

- 窦性心律
- 二度房室阻滞（莫氏Ⅱ型，Ⅰ、Ⅱ导联最清楚）
- 心室率 50 次 / 分
- 可下传的搏动中 PR 间期正常
- 电轴左偏
- QRS 波增宽（160ms）
- 胸前导联无 R 波
- V_6 导联深的 S 波

临床解释

莫氏Ⅱ型传导阻滞与左前分支阻滞（表现为电轴左偏）提示严重的传导系统疾病。胸前导联 R 波消失可能是陈旧性前壁心肌梗死引起的，V_6 的 S 波可能反映室内传导延迟。

评　注

近期胸痛发作可能是因为发生了心肌再梗死，也可能是完全性房室阻滞导致的心动过缓所致。如果反复观察心电图及心肌血清标志物可排除心肌梗死，那么需要植入永久性人工心脏起搏器；如果证实发生了心肌梗死，那就应该严密监护，观察传导阻滞是否会加重。

诊　断 ★★

莫氏Ⅱ型（二度）房室阻滞和左前分支阻滞，可能有前壁心肌梗死。

参考　《轻松学习心电图》31、46 页
《轻松应用心电图》140 页

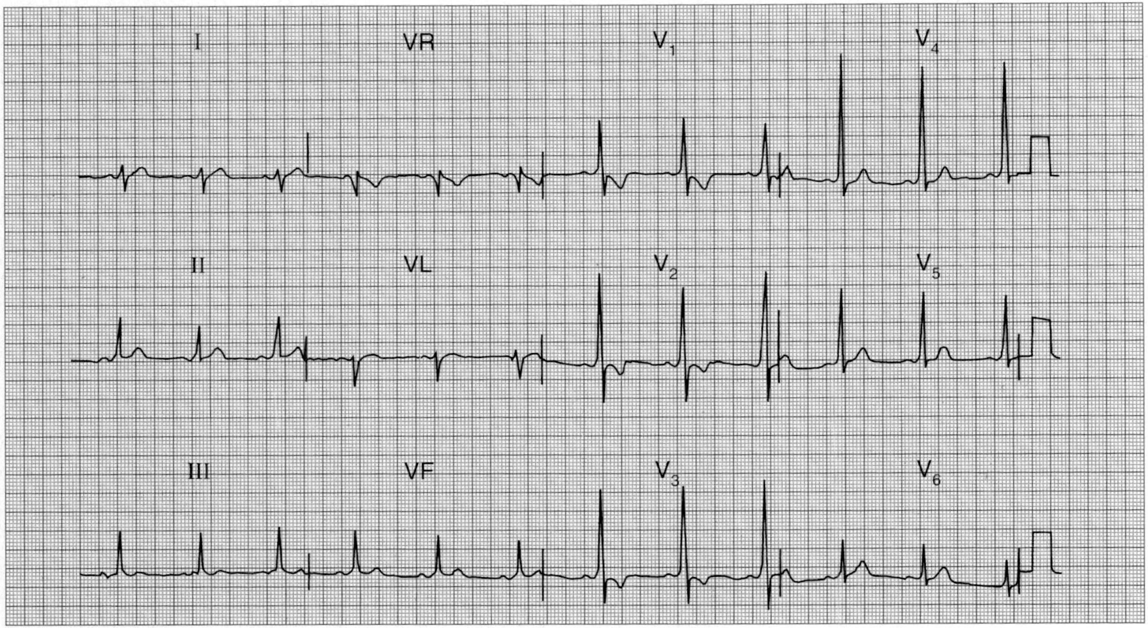

图 40 患者女，30 岁，正常妊娠，3 月前正常分娩，主诉为气短，无其他症状，可闻及柔和的收缩期杂音。该心电图提示什么？应该如何处理？

图 40 答案与讨论

心电图特点

- 窦性心律
- 心电轴正常
- PR 间期短，V_5 导联最明显
- V_1 导联以 R 波为主
- QRS 波起始部顿挫（δ 波）
- V_1～V_3 导联 T 波倒置

临床解释

本例为预激综合征，PR 间期短，QRS 时限增宽，这种左侧旁路的A型预激综合征很容易被误认为右室肥厚。

评　注

预激综合征与妊娠及分娩有关，没有症状说明该心律失常与气短有关，不需任何处理。必须排除其他可能引起气短的原因，如贫血、肺栓塞等。

诊　断 ★★

预激综合征。

参考　《轻松学习心电图》81 页
《轻松应用心电图》121 页

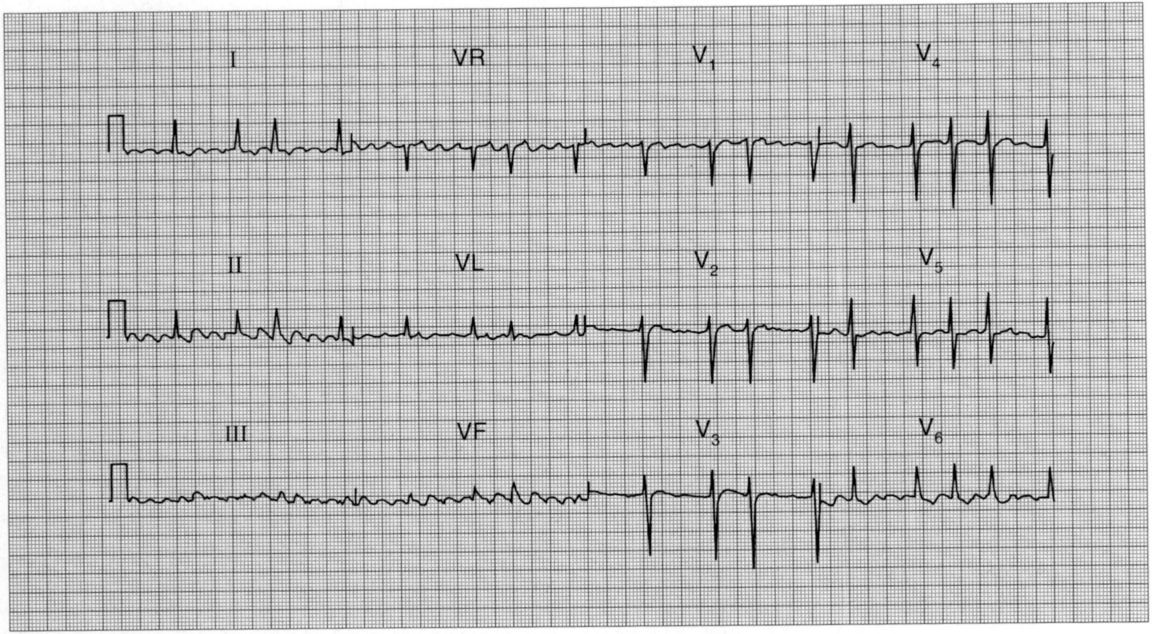

图 41 患者女，70 岁，因充血性心力衰竭恶化而入院。该心电图提示什么？应该如何处理？

图 41 答案与讨论

心电图特点

- 心房颤动
- 心电轴正常
- QRS 波正常
- V_6 导联下斜型 ST 段下移

临床解释

该心律可能被解释为房扑，特别是 II 和 V_1 导联，但是，扑动波多变，QRS 波完全不规则。此情况过去称为“扑动颤动”。ST 段下移为地高辛效应。

评　注

“扑动颤动”有房颤的特点，最好仅用后一名词。本例的心室率很快，提示患者可能没有得到恰当的地高辛治疗。在增加地高辛剂量前最好检测其血清地高辛浓度。应用血管紧张素转换酶抑制剂及利尿剂治疗心衰后，患者的心室率可能会明显下降。予以某种抗凝药是必要的，另外还应检查甲状腺功能。

诊　断 ★

心房颤动和地高辛效应。

参考　《轻松学习心电图》78、107 页
　　　《轻松应用心电图》170 页

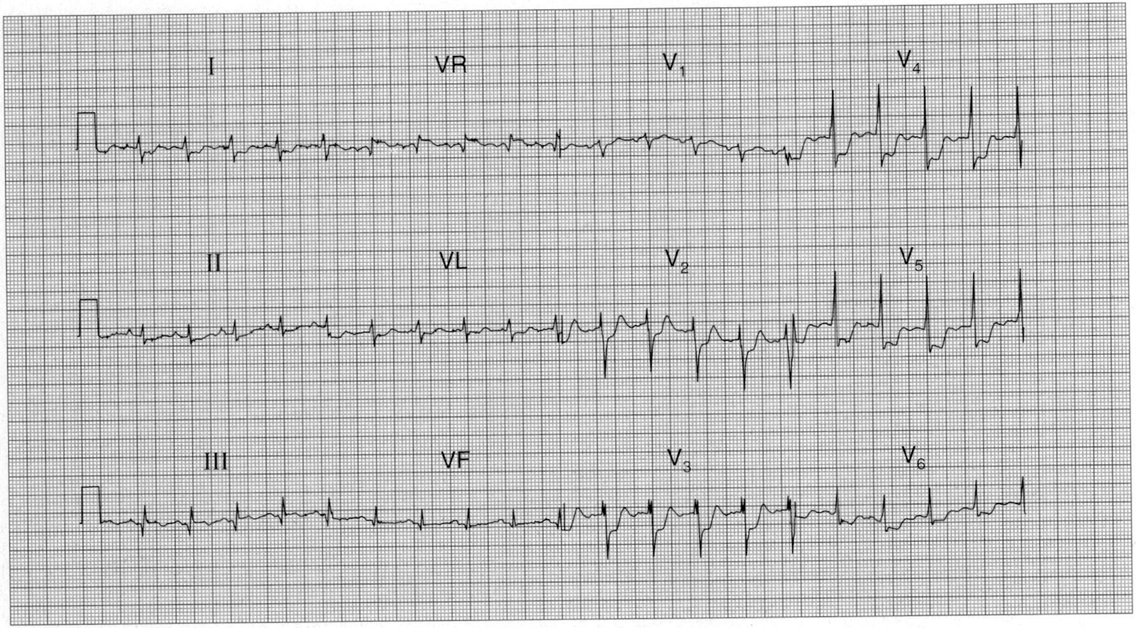

图 42 患者男，50 岁，运动时胸痛已经持续了几个月，因胸部疼痛持续 1 小时来急诊。该心电图提示什么？应该如何处理？

图 42 答案与讨论

心电图特点

- 窦性心律，心率 120 次 / 分
- 心电轴正常
- Ⅲ、aVF 导联可见 q 波
- V_3 导联 QRS 波碎裂，QRS 时限正常（100ms）
- ST 段明显下移，V_3、V_4 为水平型，V_5、V_6 为下斜型
- V_3 导联 ST 段下移 5mm
- T 波正常

临床解释

疼痛的患者常有窦性心动过速。水平或下斜型ST段下移反应前壁心肌缺血。下壁导联的 q 波以及前壁导联的 QRS 波碎裂可能没有临床意义。

评　注

该患者显然为急性冠状动脉综合征（不稳定心绞痛），ST 段下移时不宜溶栓。该患者需要β受体阻滞剂及硝酸酯类药（静脉或舌下）治疗，可能需要二醋吗啡。应每隔半小时记录一次心电图以观察是否出现 ST 段抬高。该患者可能需要尽早行冠状动脉造影检查来决定是否行 PTCA 或 CABG 治疗。

诊　断 ★

前壁心肌缺血。

参考

《轻松学习心电图》101 页
《轻松应用心电图》267 页

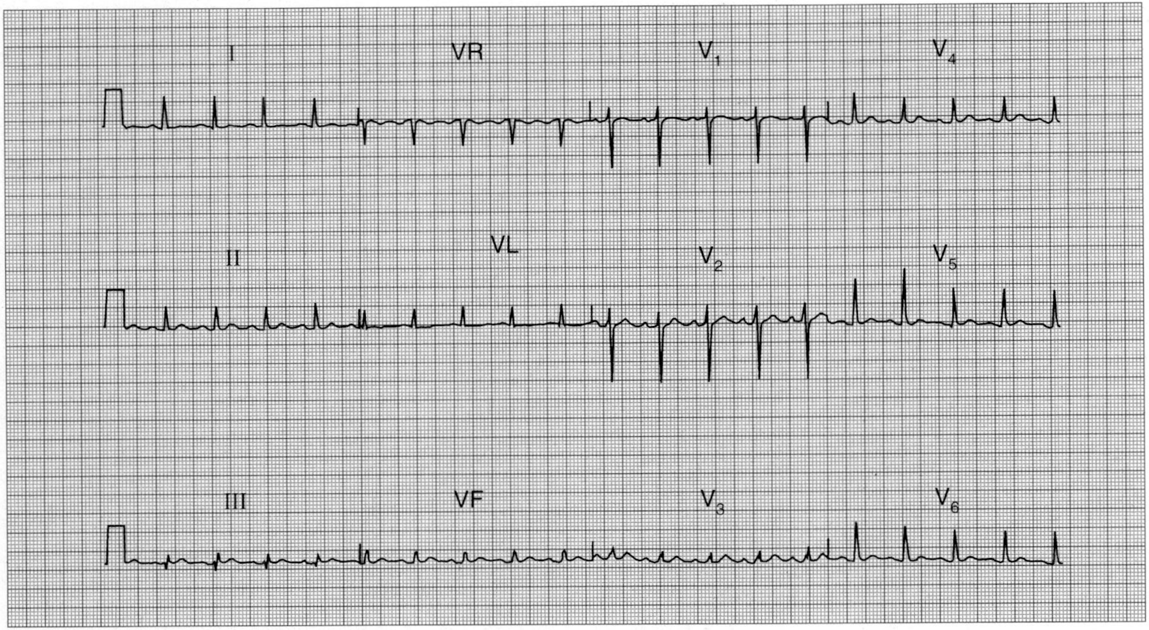

图 43 患者女，30 岁，主诉为心悸。本例心电图有助于诊断吗？

图43答案与讨论

心动图特点

- 窦性心律，频率110次/分
- 心电轴正常
- Ⅲ导联可见q波
- QRS波和T波正常

临床解释

Ⅲ导联可见q波而aVF导联无Q波，这是正常的。为确定心悸的原因，病史和体检很重要。除非心电图是在患者出现症状时记录的，否则并非总是有助于诊断。持续的窦性心动过速，如本例，可能是由于焦虑、甲亢、急性失血、贫血或心衰引起。该患者为甲亢。

评　注

应针对窦性心动过速的基础病因进行治疗。

诊　断 ★★

窦性心动过速。

参考　《轻松学习心电图》54页
《轻松应用心电图》152页

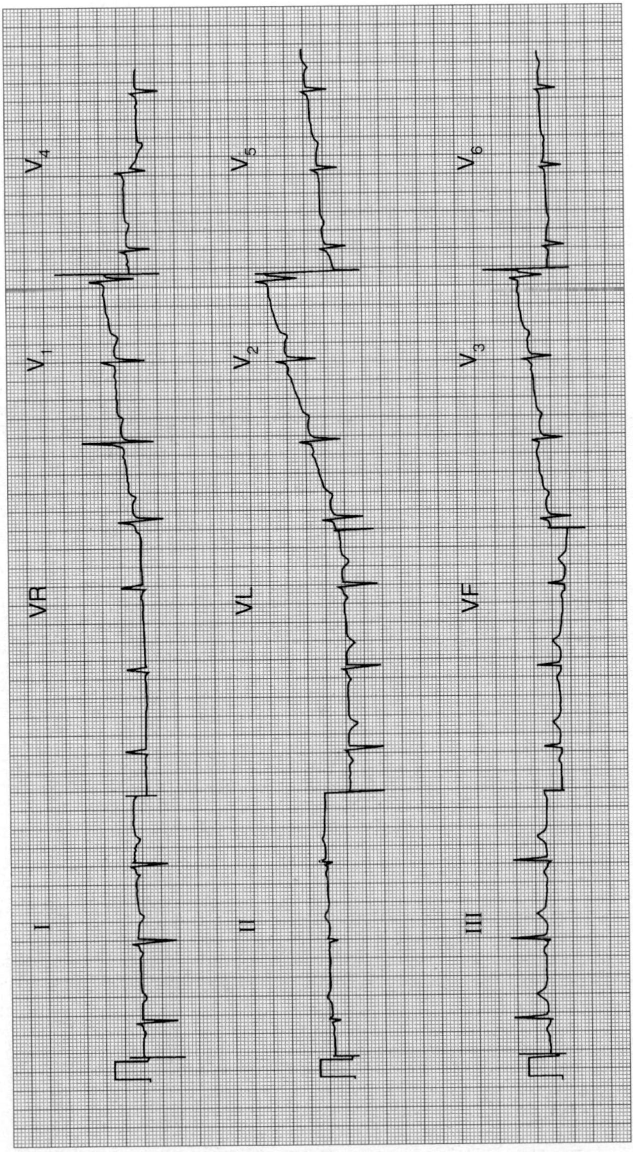

图 44 健康男性，25 岁，常规的医疗体检中记录本心电图。试问该心电图有何异常？

图 44 答案与讨论

心电图特点

- 很罕见的心电图
- 窦性心律
- Ⅰ导联 P 波倒置
- 电轴右偏
- QRS 宽度正常
- aVR 导联以 R 波为主
- 胸前导联无 R 波演变，V_6 导联仍为右心图形

临床解释

这是一例右位心的心电图。将肢体导联反接并将胸前导联放置于右胸即可记录到正常心电图。

评　注

首先应确认导联没有接错，例如左右上肢导联接反即可出现Ⅰ导联 P 波倒置，当然这样不会影响胸前导联的图形。

诊　断 ★★★

右位心。

参考 《轻松应用心电图》56、60 页

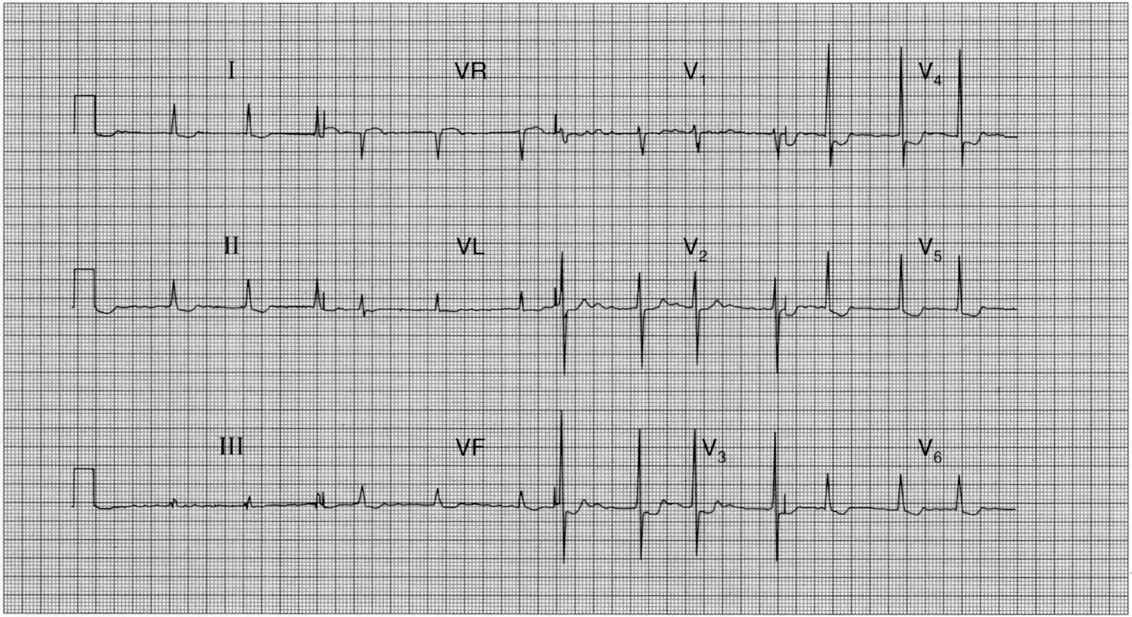

患者女，80 岁，已经因心衰接受治疗多年，主诉为恶心、呕吐，没有过去的检查记录。此心电图有助于决定其治疗方案吗？

图45答案与讨论

心电图特点

- 心房颤动、心室率80次/分
- 心电轴正常
- QRS波正常
- 下斜型ST段下移，特别是在V_4～V_6导联明显
- T波直立

临床解释

心电图提示为房颤，心室率控制良好。从心电图无法确定其心律失常或心衰的原因。倒勾型ST段下移提示其正在服用地高辛治疗。此心电图并不提示地高辛中毒，但是，无论如何，地高辛中毒最有可能是患者恶心的原因。

评　注

应该暂停地高辛，还应检查血清钾和地高辛浓度。

诊　断 ★

心房颤动、地高辛效应。

参考 《轻松学习心电图》78、107页
《轻松应用心电图》366页

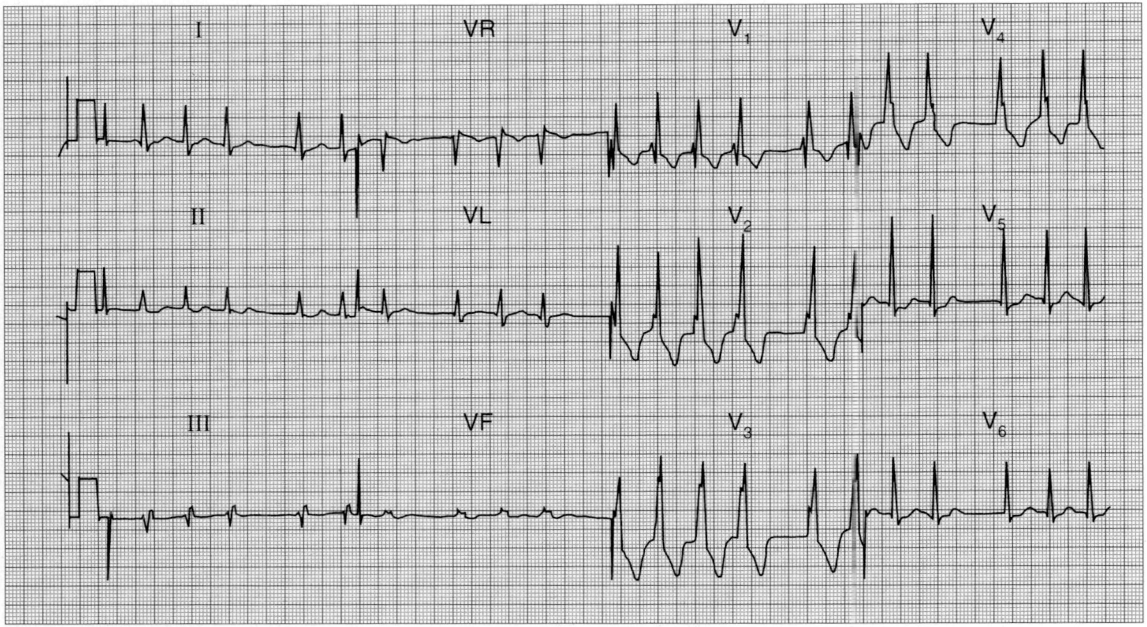

图 46 患者男，60 岁，几天前行胆囊切除术，术前其心脏和心电图是正常的，术后出现胸膜炎性疼痛和咳嗽。该心电图提示什么？应该如何处理？

图46答案与讨论

心电图特点

- 心房颤动
- 心电轴正常
- 右束支阻滞

临床解释

房颤时常见的“基线不规则”现象在本图中不明显，但QRS节律绝对不整，可以肯定为房颤。心律变化以及出现右束支阻滞可能由胸部感染引起，但更可能是肺栓塞所致。

评　注

对于术后患者，抗凝治疗经常会导致出血。但由于肺栓塞的死亡率很高，所以应该立即给该患者肝素抗凝治疗，同时进行相关检查［胸部X线、白细胞计数、痰培养、肺（放射性核素）扫描］以鉴别胸部感染抑或是肺栓塞。

诊　断 ★★★

心房颤动伴右束支阻滞。

参考　《轻松学习心电图》36、78页
《轻松应用心电图》286页

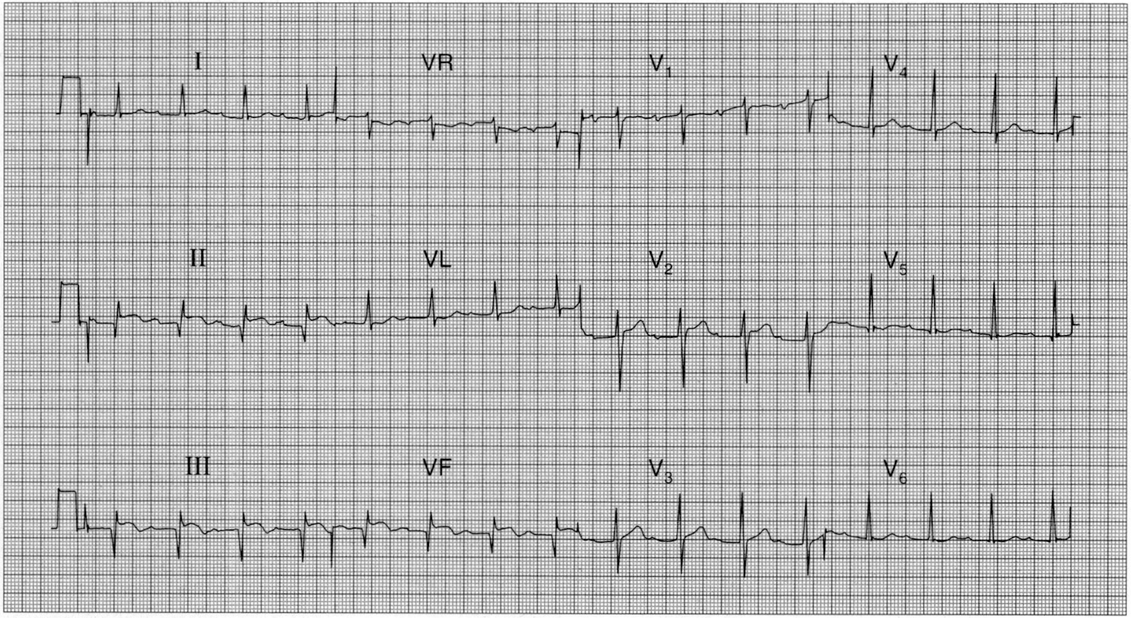

图 47 患者男，50 岁，急诊就诊，主诉为严重的胸部疼痛，向背部放射，疼痛已持续 6 小时。该心电图提示什么？应如何处理？

图47答案与讨论

心电图特点

- 窦性心律
- PR间期320ms —— 一度房室阻滞
- Ⅱ、Ⅲ、aVF导联可见Q波
- Ⅱ、Ⅲ、aVF导联ST段抬高
- Ⅲ、aVF导联T波倒置

临床解释

心电图提示为急性下壁心肌梗死，这常常会引起一度房室阻滞。Q波和抬高的ST段与疼痛6小时的病史吻合，一度房室阻滞无重要的临床意义。

评　注

疼痛向背部放射时有主动脉夹层的可能，后者有可能使冠状动脉开口闭塞而引起急性心肌梗死。但是，这是非常少见的，而心肌梗死疼痛放射到背部更为常见。如果病史和体检中无其他支持夹层的证据，应给予溶栓治疗。（译者注：患者疼痛已发生6小时，且心电图Q波已形成，T波已经开始倒置，溶栓治疗的收益可能甚微）

诊　断 ★

急性下壁心肌梗死伴一度房室阻滞。

参考　《轻松学习心电图》30、99页
《轻松应用心电图》242页

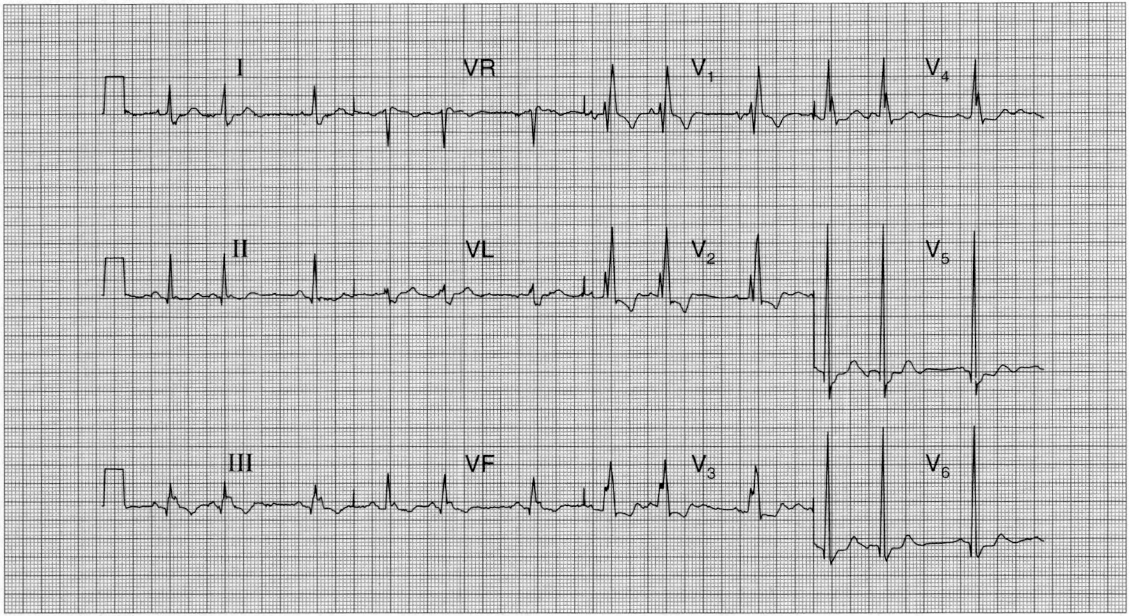

图 48 患者为孕妇，23 岁，体检发现心脏杂音。该心电图提示什么？诊断可能是什么？

图 48 答案与讨论

心电图特点

- 窦性心律
- 室上性（房性）期前收缩
- PR 间期正常
- 心电轴正常
- QRS 波增宽（160ms）
- V_1 导联 rSR′型
- V_6 导联宽而顿挫的 S 波
- $V_1 \sim V_3$ 导联 T 波倒置

临床解释

QRS 波增宽、V_1 导联 rSR′型、V_6 导联宽而顿挫的 S 波以及 $V_1 \sim V_3$ 导联 T 波倒置证明为右束支阻滞。期前收缩是室上性的，因其 QRS 波形态虽然异常，但与窦性心律时一致。因每个期前收缩前的 T 波形态与窦律略有不同，故该期前收缩为房性期前收缩。

评　注

该患者的心悸可能是期前收缩引起，确认期前收缩与症状的相关性很重要。年轻人出现右束支阻滞提示可能有房间隔缺损，应进行超声心动图检查。心脏杂音也可能为房间隔缺损所致，但也可能是妊娠时心输出量增加导致的喷射性杂音。

诊　断 ★

右束支阻滞伴房性期前收缩。

参考　《轻松学习心电图》36、63 页
《轻松应用心电图》343～344 页

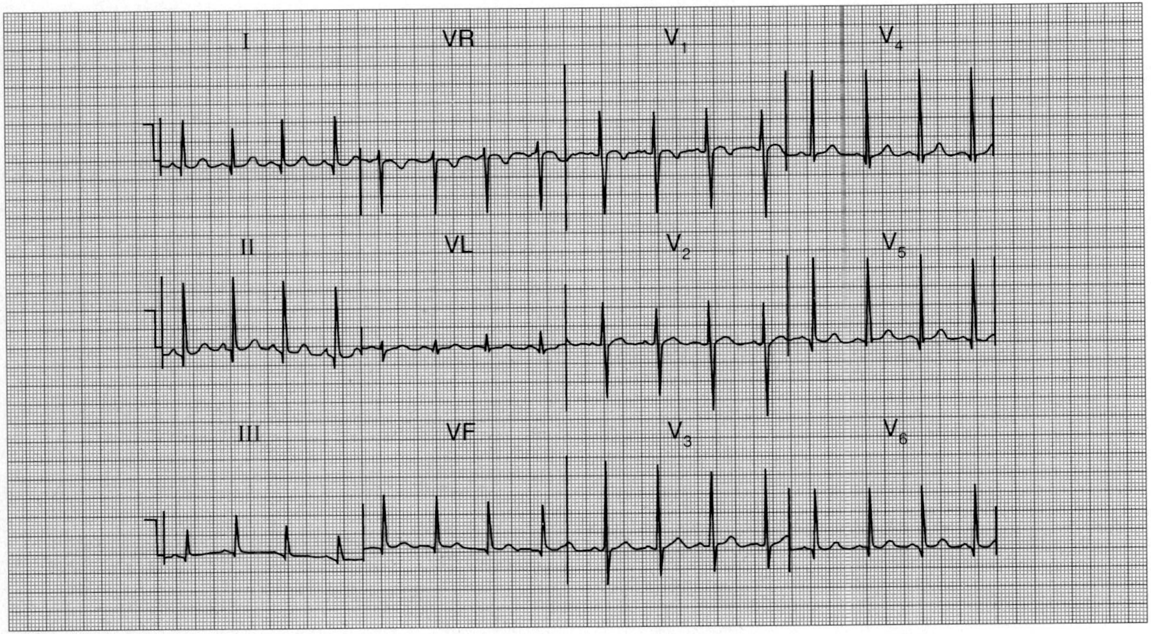

图 49 患者女，9 岁，无症状，但在学校体检时发现心脏杂音。该心电图对杂音的诊断有何帮助？

图 49 答案与讨论

心电图特点

- 窦性心律，心率 100 次 / 分
- 心电轴正常
- QRS 波形态正常，但Ⅰ、Ⅱ、V_4～V_6 导联可见窄而深的 Q 波
- V_1 导联 T 波倒置

临床解释

窦性心动过速，QRS 波正常，有明显的“间隔”性 Q 波，这是儿童心电图的特点。对于任何年龄者，V_1 导联 T 波倒置都是正常的。一份正常心电图有助于排除引起心脏杂音的严重心脏病，但本例心电图对诊断帮助不大。

评　注

如可疑，超声心动图能明确是否存在重要的器质性心脏异常。

诊　断 ★★

9 岁儿童的正常心电图。

参考　《轻松应用心电图》102 页

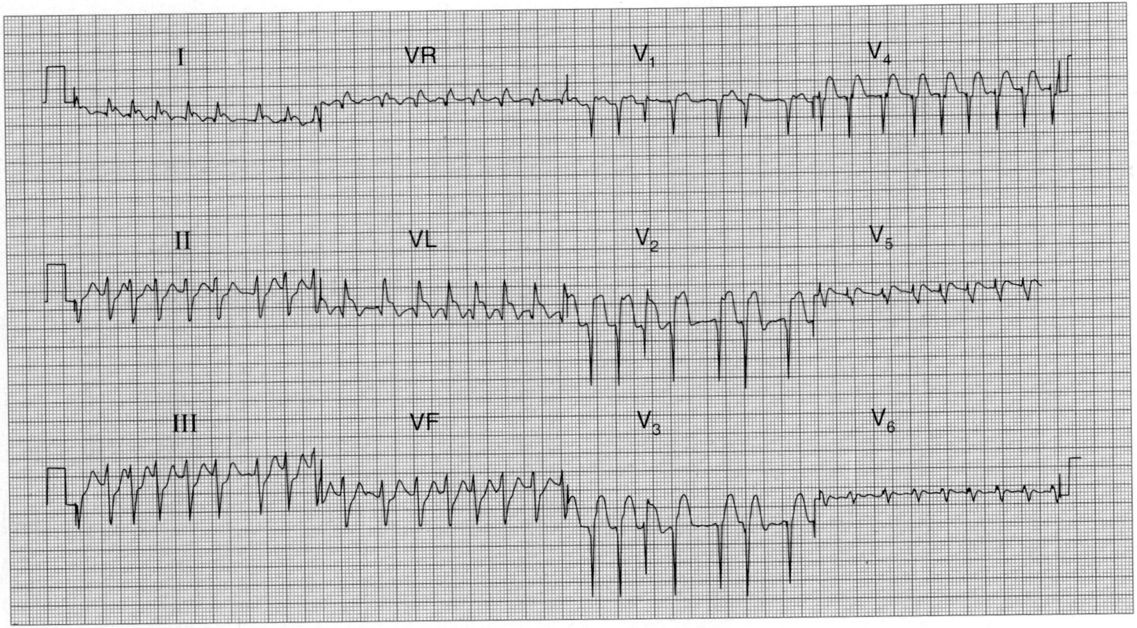

图 50 糖尿病患者的心电图，因突发肺水肿而就诊。根据本例心电图推测患者可能出现了什么问题？

图 50 答案与讨论

心电图特点

- 心房颤动，心室率 180 次 / 分
- 电轴左偏
- QRS 波时限及电压正常
- $V_2 \sim V_4$ 导联可能有 Q 波
- Ⅰ、aVL、$V_2 \sim V_4$ 导联 ST 段抬高

临床解释

心电图提示房颤，心室率控制不好，伴左前分支阻滞，有急性前侧壁心肌梗死。房颤发作可能是心肌梗死的原因或结果，快速的心室率至少是出现肺水肿的部分原因。左前分支阻滞可能是心肌梗死所致。由于糖尿病，患者可能无疼痛。

诊　断 ★★

心房颤动、左前分支阻滞和急性前侧壁心肌梗死。

参考 《轻松学习心电图》46、78、98 页
《轻松应用心电图》247、309 页

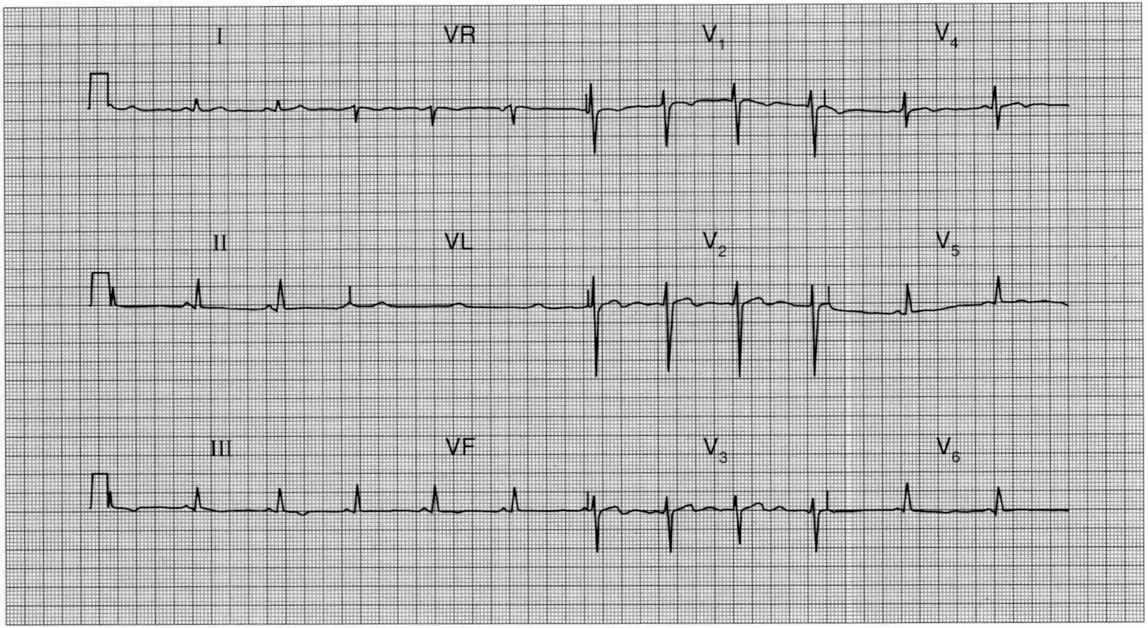

图51 因非特异性的胸痛在门诊就诊的年轻人的心电图。如何分析该心电图？如何处理？

图 51 答案与讨论

心电图特点

- 窦性心律
- 心电轴正常
- QRS 波正常
- Ⅲ、aVF 导联 T 波倒置；V_4 导联 T 波双向，$V_5 \sim V_6$ 导联 T 波平坦

临床解释

上述 T 波变化，特别是下壁导联，可以用心肌缺血来解释，而侧壁导联的T波低平只能认为是非特异性的。

评　注

面对这种非特异性的 T 波异常心电图，主要根据临床诊断来进行处理。如果患者无症状，那么报告此心电图为非特异性改变是恰当的；如果患者有症状，如本例患者，那么进行进一步检查如运动试验是有价值的。本患者的运动试验检查结果是正常的，其症状无需处理，1 个月后复查心电图变化不大。

诊　断 ★★★

非特异性 ST–T 改变。

参考　《轻松应用心电图》82 页

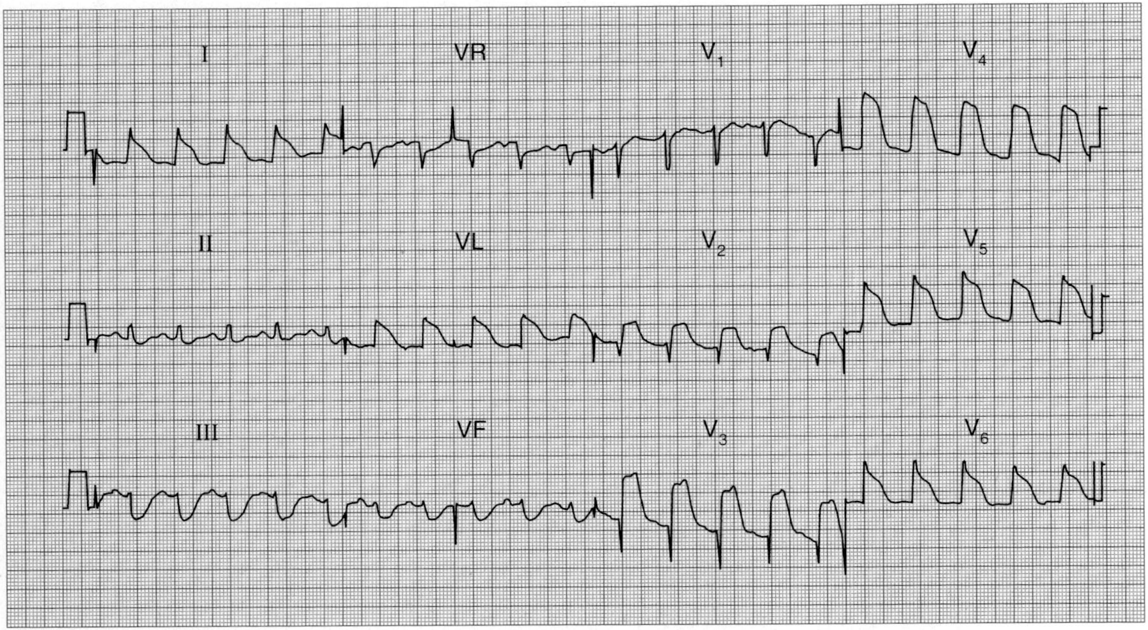

图 52 患者女，65 岁，因严重的胸痛 1 小时急诊入院。该心电图提示什么？还要进行其他哪些检查？

图 52 答案与讨论

心电图特点

- 窦性心律
- 心电轴正常
- QRS 波大致正常
- 前壁和侧壁导联 ST 段普遍抬高
- 下壁Ⅲ、aVF 导联 ST 段下移

临床解释

急性前侧壁心肌梗死。在侧壁导联，即Ⅰ、aVL、V_4～V_6导联，很难分清QRS波结束和ST段起始部，但根据Ⅱ导联可以看出 QRS 宽度是正常的。

评　注

患者的病史支持急性心肌梗死，同时有此心电图，在急性期不必进行其他检查，特别是没有进行胸部X线检查的余地。应立即进行心肌梗死的常规治疗——镇痛、阿司匹林、溶栓。

诊　断

急性前侧壁心肌梗死。

参考　《轻松学习心电图》96 页
《轻松应用心电图》242 页

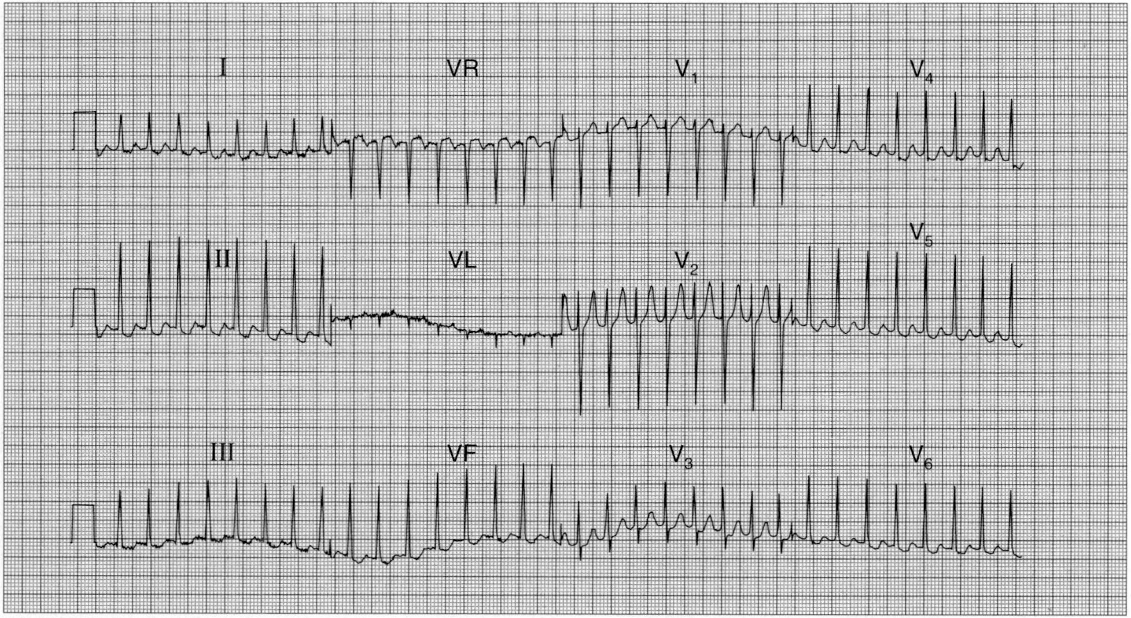

图 53 患者女，45 岁，主诉近 20 年偶发心悸，本心电图为心悸发作时记录。心悸的原因是什么？如何处理？

图53答案与讨论

心电图特点

- 窄QRS波性心动过速，心率200次/分
- 无可见P波
- 心电轴正常
- QRS波形态正常
- 部分导联ST段下移

临床解释

本心电图提示室上性心动过速，可能为房室结折返性心动过速。这种心律失常是由房室结内或靠近房室结处的折返引起的。ST段下移可能反应缺血，但并非水平型下移，而且不超过2mm，所以可能没有临床意义。

评　注

首先可进行颈动脉窦按压，有可能终止心动过速。如果无效，腺苷几乎肯定有效。对于任何心动过速，如果影响血流动力学，必须考虑电复律治疗。恢复窦性心律后，应指导患者各种可能自行终止心动过速发作的方法（如Valsalva动作）。如果心动过速发作不频繁，不必预防用药。但绝大多数此类患者应该进行电生理检查，以明确该心动过速是否为可进行消融治疗的折返性心动过速。

诊　断 ★

室上性（房室结折返性）心动过速。

参考 《轻松学习心电图》73页
《轻松应用心电图》28、166页

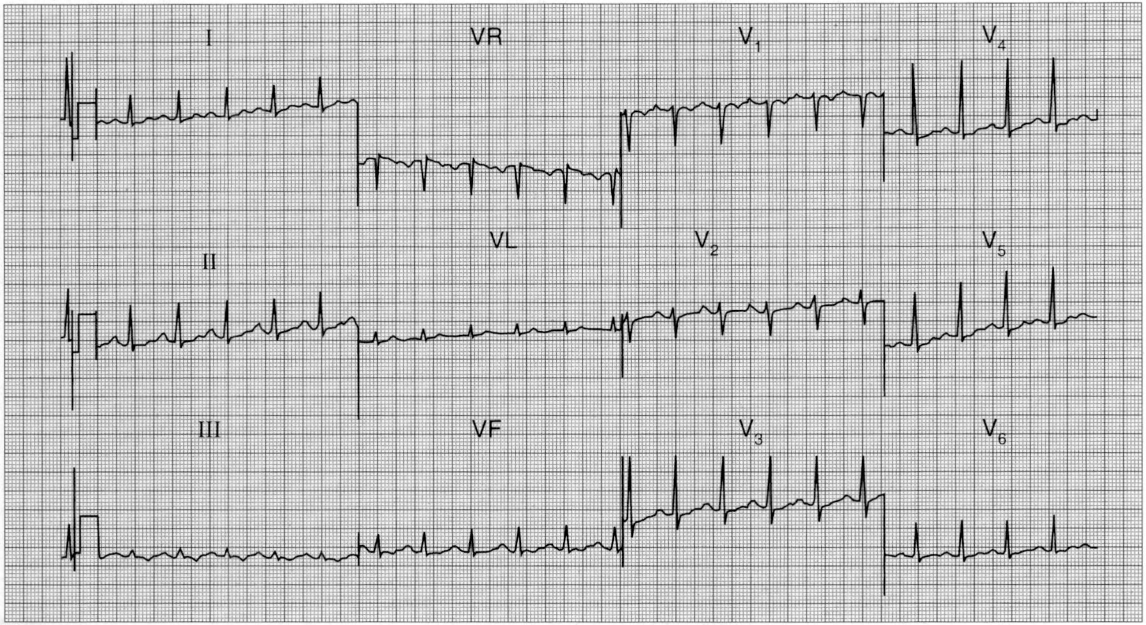

图 54 患者女，35 岁，主诉气短。该患者很焦虑，但检查未见异常。该心电图有助于其诊断和治疗吗？

图 54 答案与讨论

心电图特点

- 窦性心律，心率 120 次 / 分
- 心电轴正常
- QRS 波正常
- 轻度的 ST 段下斜型下移，特别是 V_4 导联
- 广泛的 T 波低平
- Ⅲ导联 T 波倒置

临床解释

窦性心动过速可能是焦虑的原因，虽然必须考虑其他引起心脏高输出量的原因（如妊娠、甲亢、贫血、失血、二氧化碳潴留、维生素 B_1 缺乏病）。广泛的 ST−T 改变只能解释为非特异的，这种改变也可能由于焦虑患者的过度换气引起，无助于诊断和治疗。

评　注

如果根据完整的病史和体检都不能发现器质性病变，进一步检查是无益的。

诊　断 ★★

非特异的 ST−T 改变。

参考　《轻松应用心电图》89 页

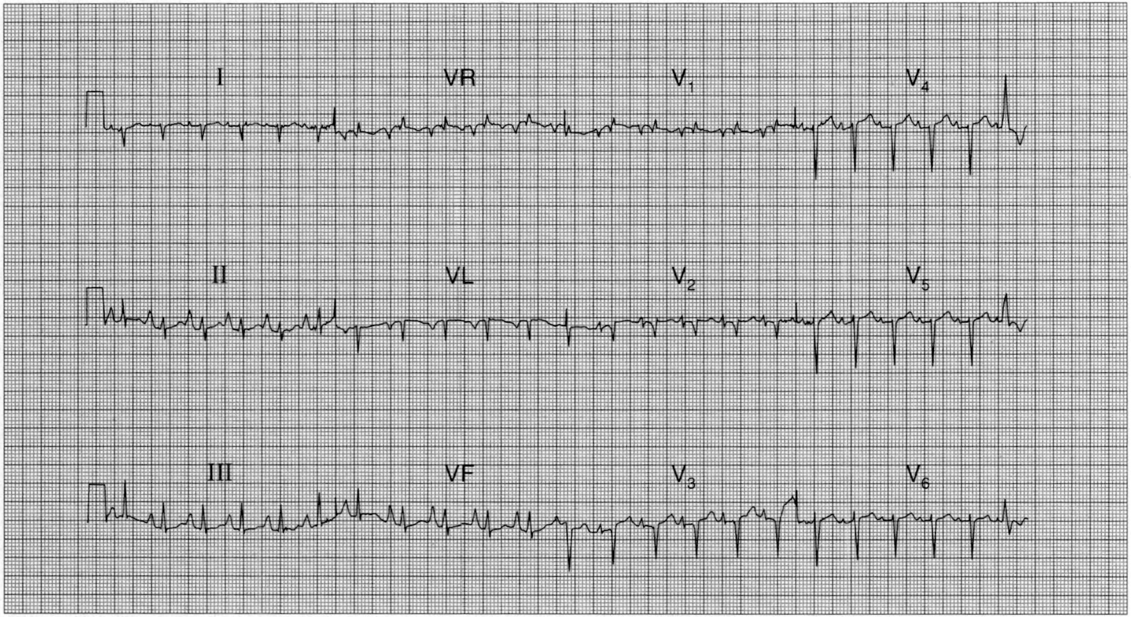

患者男，60 岁，因严重的气短就诊，该症状已出现了数年，其颈静脉压高于正常。你认为诊断如何？

图 55 答案与讨论

心电图特点

- 窦性心律，心率 140 次 / 分
- 1 个室性期前收缩
- P 波高尖（Ⅱ、Ⅲ、aVF 导联最清楚）
- PR 间期正常
- 电轴右偏
- V_1 导联 R 波为主
- V_6 导联深的 S 波
- ST 段和 T 波正常

临床解释

窦性心动过速是主要问题。P波高尖提示右房肥厚；电轴右偏、V_1 导联以 R 波为主反应右室肥厚；V_6 导联深的 S 波以及胸前导联无左室图形都表明心脏有顺钟向转位，结果心前区以右室为主。上述改变都提示肺部疾病。

评　注

既然心电图异常完全反映在右心，可以推测病因是慢性肺病或反复的肺栓塞。病史也符合肺病，颈静脉压升高应该是肺源性心脏病所致。窦速是不良信号，提示有呼吸衰竭。

诊　断 ★★

窦性心动过速，1 个室性期前收缩，右房右室肥厚以及心脏顺钟向转位提示慢性肺病。

参考　《轻松学习心电图》64、89、91 页
《轻松应用心电图》343 页

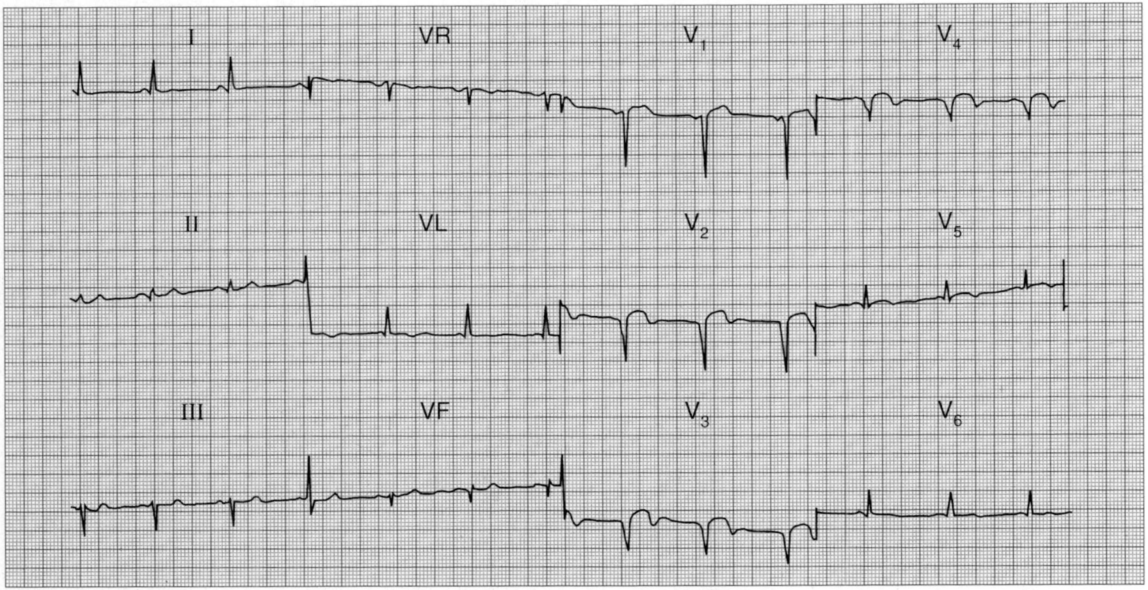

图 56 患者男，60 岁，2 月前突发气短，无胸痛。查体发现颈静脉压升高，肺部可闻及水泡音，心尖部可闻及第三心音。其心电图提示什么？与临床情况是否相符？如何处理？

图 56 答案与讨论

心电图特点

- 窦性心律
- 心电轴正常
- $V_1 \sim V_4$ 导联可见大的 Q 波，Ⅰ、aVL 导联可见 q 波
- $V_2 \sim V_5$ 导联 ST 段抬高，T 波倒置
- Ⅰ、aVL、V_6 导联 T 波平坦、双向

临床解释

心电图提示急性前壁心肌梗死，但这与临床情况不符。心肌梗死似乎是 2 个月前发病，大面积心肌梗死后这种形态的前壁ST段抬高可以持续存在，有室壁瘤时也可见类似心电图表现。

评　注

超声心动图能够明确是否有左室功能受损，而如果有室壁瘤，几乎可以肯定左室功能受损。本例的确有室壁瘤，应给予患者利尿剂和血管紧张素转换酶抑制剂治疗，可以考虑外科切除室壁瘤。

诊　断　★★★

陈旧性前壁心肌梗死伴室壁瘤。

参考　《轻松学习心电图》95 页
《轻松应用心电图》243、248、308 页

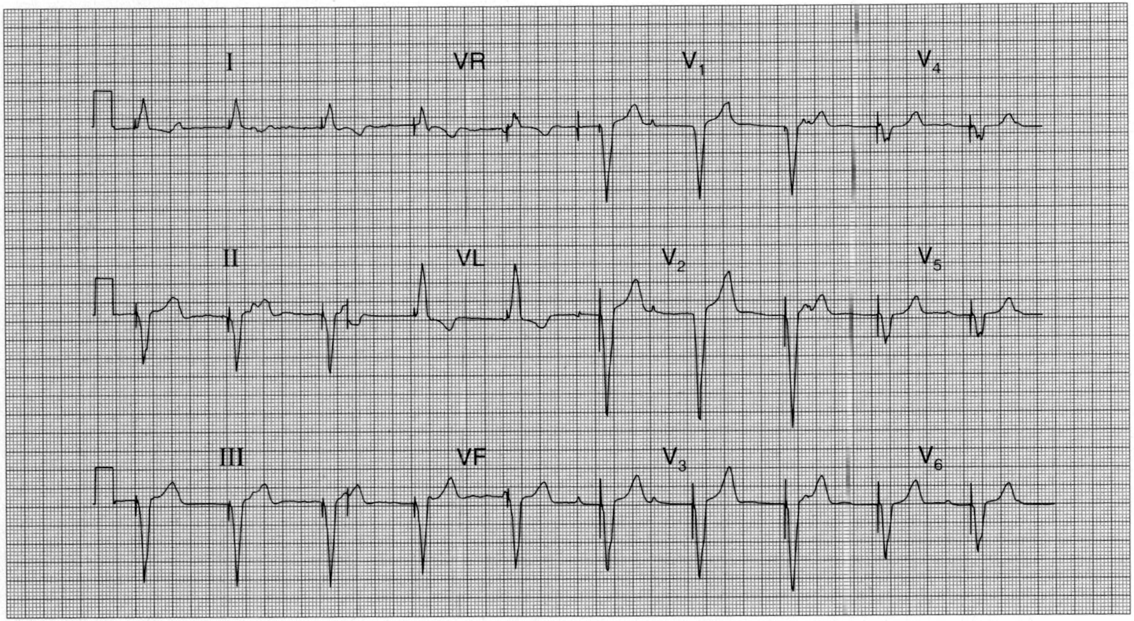

卒中患者，80 岁，昏迷，急诊的医生对此心电图产生疑惑。试问是什么使其疑惑？

图57答案与讨论

心电图特点

- 心律规则，心率60次/分
- 偶有P波，与QRS波无关（见Ⅰ导联）
- 电轴左偏
- QRS波前可见尖锐的“钉样”电位
- QRS波宽（160ms）
- V_6导联可见深的S波
- Ⅰ、aVF导联T波倒置

临床解释

QRS波增宽提示这是一室上性节律伴束支阻滞或是室性节律。每个QRS波前尖锐的钉样电位是起搏器发出的。P波偶尔可见提示植入起搏器的原因是完全性房室阻滞。

评　注

急诊医生忽略了起搏器的存在。起搏器通常埋藏在左锁骨下。该患者既植入起搏器又发生卒中，二者之间没有特别的相关性，惟一的相关因素是有血管疾病的患者其病变可能会在不同器官同时发生，该患者就是既有冠状动脉疾病又有脑血管疾病。

诊　断 ★

永久性人工心脏起搏器，完全性房室阻滞。

参考　《轻松学习心电图》33页
《轻松应用心电图》221页

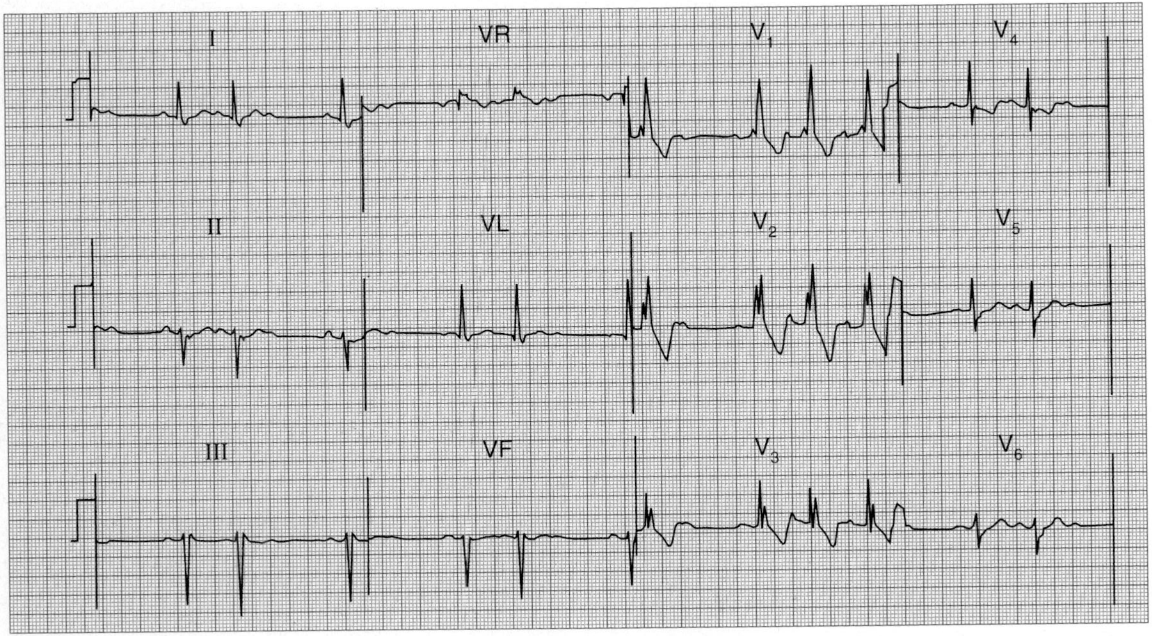

图 58 患者女，70 岁，主诉头晕，并发现脉搏不规则。该心电图有三点异常，应该给其什么建议？

图 58 答案与讨论

心电图特点

- 窦性心律
- 在可下传的搏动中，PR 间期正常、恒定
- 偶有 P 波不下传
- 电轴左偏
- 右束支阻滞

临床解释

二度房室阻滞（莫氏 II 型）和电轴左偏（左前分支阻滞）以及右束支阻滞同时存在提示整个传导系统病变，这种情况有时被称为“三束支阻滞”。

评　注

头晕反映可能有间歇的完全性房室阻滞。必须植入永久性人工心脏起搏器。

诊　断

二度房室阻滞（莫氏 II 型）和双束支阻滞。

参考　《轻松学习心电图》50 页
《轻松应用心电图》211 页

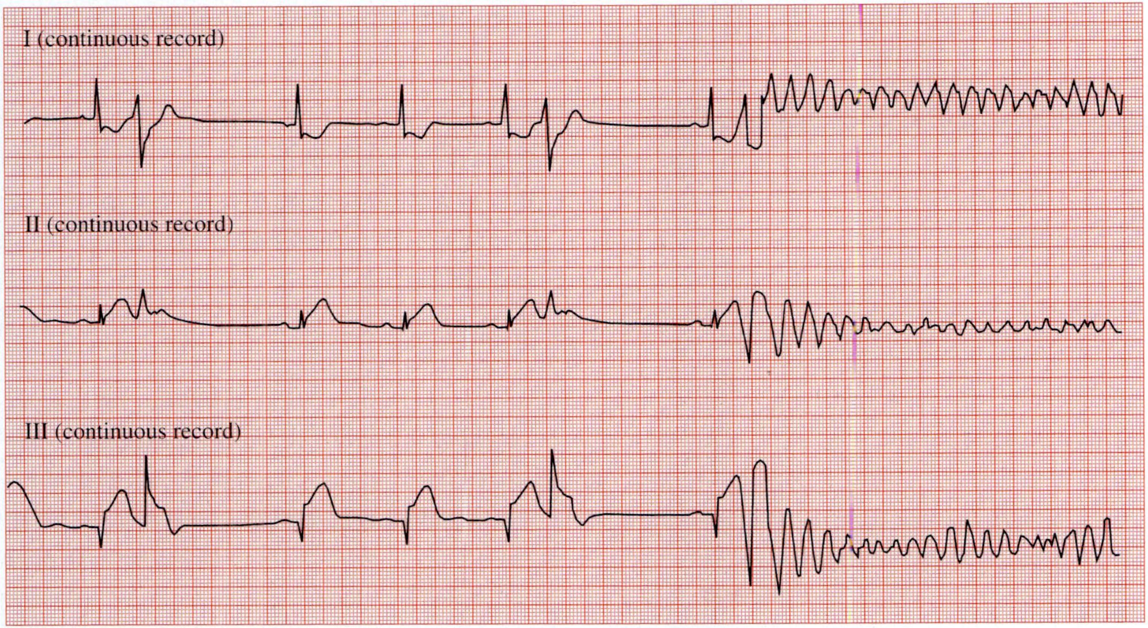

图 59 患者男，50 岁，因胸痛到急诊就诊，记录此心电图时晕倒。发生了什么意外？应该如何处理？

图59答案与讨论

心电图特点

- 窦性心律伴室性期前收缩
- 第3个期前收缩发生在前一窦性激动的T波顶点
- 室速3~4次后发生心室颤动
- 窦性心律时，Ⅲ导联可见Q波，Ⅱ、Ⅲ导联ST段抬高，Ⅰ导联ST段下移、T波倒置

临床解释

虽然仅有Ⅰ、Ⅱ、Ⅲ导联，但可以看出胸痛是下壁心肌梗死所致，这可能是出现室性期前收缩以及R on T室早并引起室速的原因，并且室速很快蜕变为室颤。值得探讨的是在Ⅲ导联，也许在Ⅰ导联也有尖端扭转性室速的特点，而在Ⅱ导联不明显。

评 注

心前区捶击并立即电除颤，如身边无除颤器，应立即进行心肺复苏，按心性猝死的常规程序进行处理。

诊 断 ★★

可能是下壁心肌梗死，R on T室早引起心室颤动。

参考 《轻松学习心电图》81页
《轻松应用心电图》215页

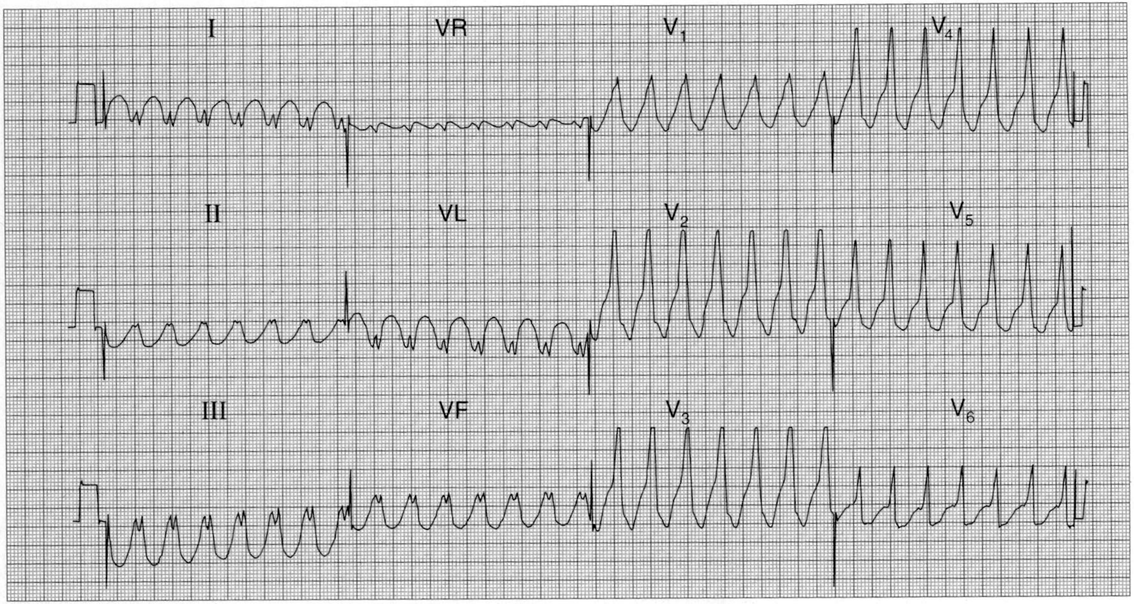

图60 患者男，60岁，主诉严重的胸部疼痛，几分钟后极度气短并晕厥。送入急诊时心率150次/分，血压测不到，有左心衰的体征。该患者发生了什么问题？应该如何处理？

图 60 答案与讨论

心电图特点

- 宽 QRS 心动过速，心率 150 次 / 分
- 未见 P 波
- 心电轴正常
- QRS 时限约 200ms
- 胸前导联 QRS 主波方向一致（均为向上）

临床解释

宽 QRS 心动过速可以起源于心室，也可能是室上性心动过速伴差异性传导（如束支阻滞）。本例心电图 QRS 很宽，且胸前导联主波方向一致提示为室性心动过速。对于心肌梗死患者，按室性心动过速来处理总是安全的。根据其病史，可以推测其发生心肌梗死后出现了室性心动过速，但也可能其胸痛是心律失常引起的。

评　注

患者血流动力学受累——出现低血压并且合并心力衰竭，这需要立即电复律。准备电复律时可以先试用利多卡因或胺碘酮。

诊　断 ★

室性心动过速。

参考 《轻松学习心电图》75 页
《轻松应用心电图》178 页

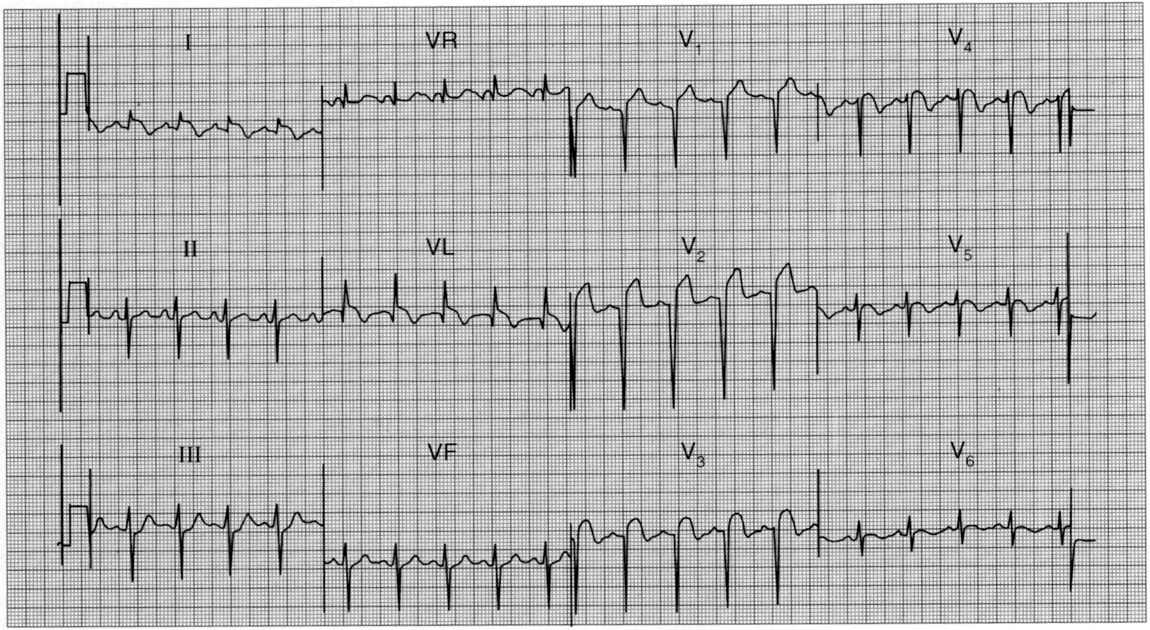

图61 患者男，70岁，运动时胸痛及气短病史数年，因严重的胸部疼痛入院。该心电图提示什么？可能发现什么体征？

图 61 答案与讨论

心电图特点

- 窦性心律
- 电轴左偏
- aVL 导联可见 Q 波，V_2～V_3 导联为 QS 型
- V_5 导联稳定的 S 波
- Ⅰ、aVL 导联 ST 段抬高，T 波倒置
- V_2～V_3 导联 ST 段抬高，V_3～V_4 导联 T 波双向

临床解释

电轴左偏是左前分支阻滞所致，可能与前壁心肌梗死有关。很难断定心肌梗死发生的时间。该心电图提示有急性侧壁心肌梗死。V_6 导联的 S 波提示慢性肺病。

评　注

患者的左室功能可能严重受损，可能有左心衰的体征，也可能有慢性呼吸道疾病的体征。

诊　断 ★★★

急性侧壁心肌梗死，前壁心肌梗死时间不明，电轴左偏，可能有慢性肺病。

参考　《轻松学习心电图》98 页
《轻松应用心电图》242、337 页

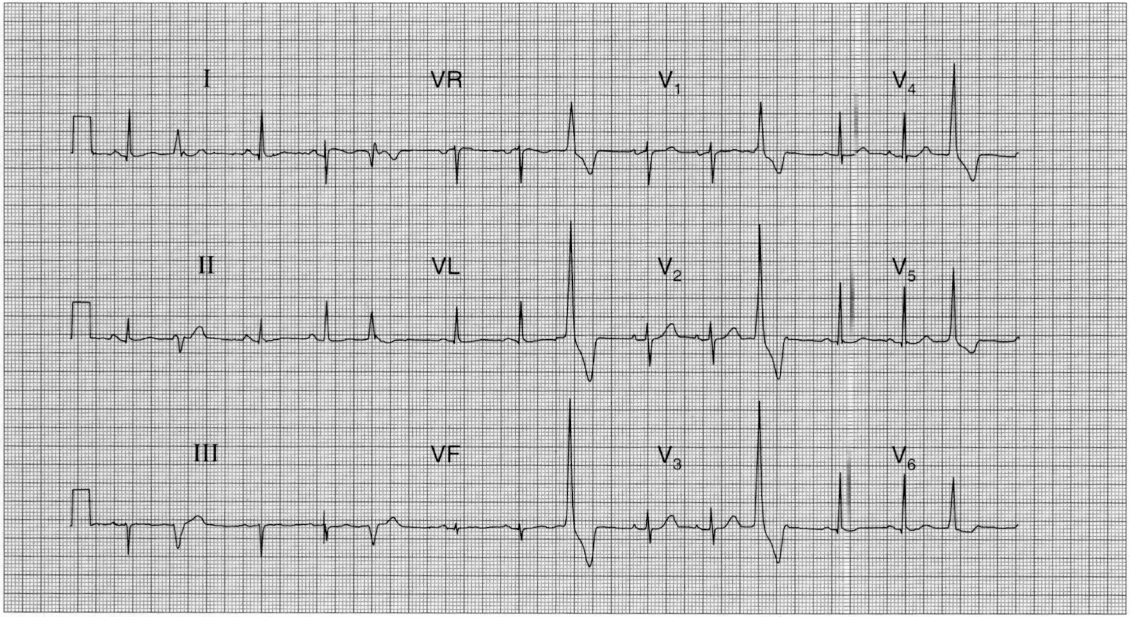

图 62 30 岁女性的心电图，主诉心跳不规则，特别是在夜间平卧时，患者担心自己有心脏病。应该给其什么建议？

图 62 答案与讨论

心电图特点

- 窦性心律，心率 85 次 / 分
- 频发室性期前收缩
- 窦性搏动电轴正常
- 窦性搏动 QRS 波、ST 段和 T 波正常

临床解释

除室性期前收缩外，该心电图是正常的，如果病史和体检未发现其他异常，期前收缩无重要临床意义。

评　注

必须向患者解释，期前收缩本身并不代表心脏病。可以建议其不要吸烟，试着戒掉饮酒、咖啡、茶等习惯，观察期前收缩是否会减轻。最好避免服药，但如果患者坚持要求用药，可以予以 β 受体阻滞剂治疗。

诊　断 ★

正常心电图伴室性期前收缩。

参考　《轻松学习心电图》64 页
《轻松应用心电图》155 页

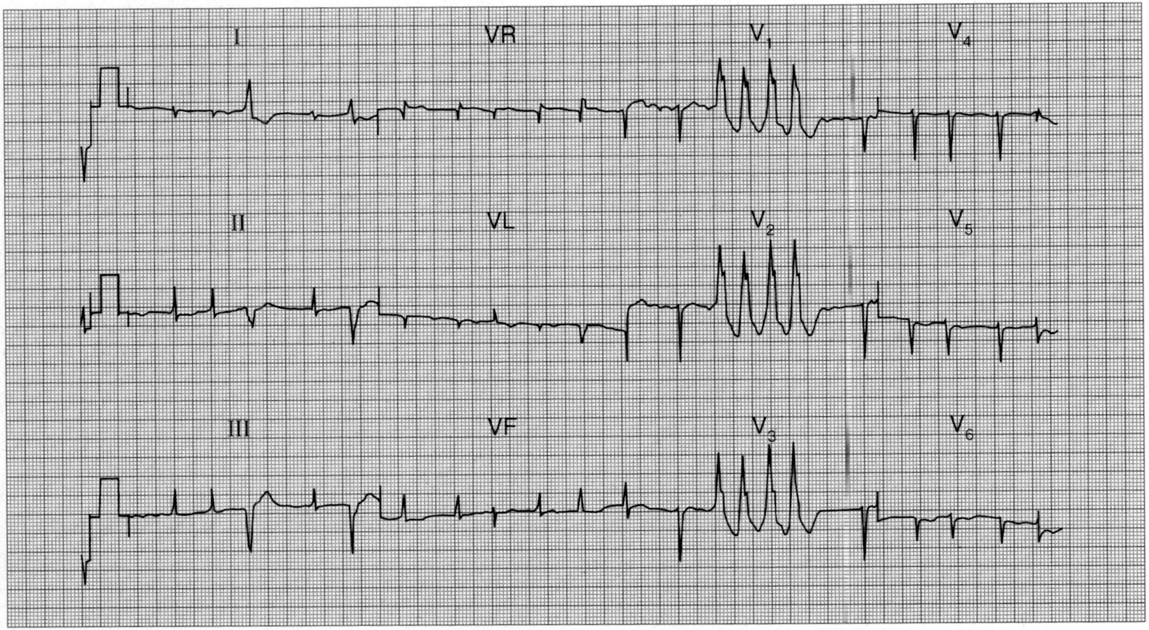

图 63 患者男，60 岁，因心悸住院治疗，其间记录此心电图。试问基础疾病可能是什么？心悸的原因是什么？

图 63 答案与讨论

心电图特点

- 心房颤动
- 两种形态的室性期前收缩（Ⅱ导联最清楚）
- 发作四跳的室速
- 电轴右偏
- QRS 波低电压
- 胸前导联无 R 波演变，V_6 导联以 S 波为主
- V_5、V_6 导联 T 波倒置

临床解释

心电图提示慢性肺病——QRS 波低电压，电轴右偏以及明显的顺钟向转位，V_6 导联仍为右心室的波形。房颤可能继发于肺病，虽然通常还要考虑其他病因。患者可能在应用 β 受体激动剂治疗其肺病，如沙丁胺醇，这可能是其出现期前收缩和室速的原因。

评　注

停用 β 受体激动剂，但不要给予 β 受体阻滞剂，检查电解质水平，要考虑到是否有地高辛中毒。

诊　断 ★★★

心房颤动伴室性期前收缩和室速，心电图改变提示慢性肺病。

参考　《轻松学习心电图》64、75、78 页
《轻松应用心电图》170、172、178 页

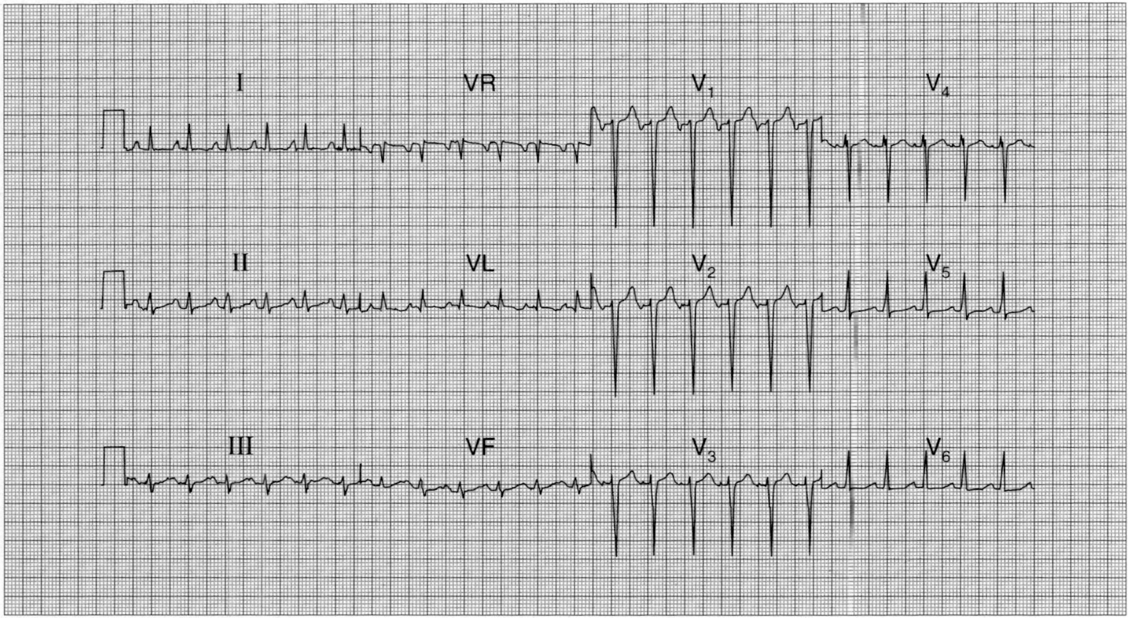

图 64 患者男，45 岁，主诉心悸，体重下降和焦虑，血压为 180/110mmHg，心脏听诊正常，几次查甲状腺功能正常。考虑什么诊断？

图 64 答案与讨论

心电图特点

- 窄 QRS 波心律，心率 140 次 / 分
- 每个 QRS 波前可见清晰的 P 波
- PR 间期正常
- 心电轴正常
- QRS 波形态正常
- aVL 导联 T 波倒置，Ⅰ、V_5、V_6 导联 T 波低平

临床解释

首先要确定这是窦性还是房性心动过速，颈动脉窦按压导致心率暂时下降，所以可能是窦性心律。心率 140 次/分的窦性心动过速可能由焦虑引起，但似乎过快。其他的可能是药物作用（β受体激动剂，安非他明）以及嗜铬细胞瘤。最终证实后者为正确诊断。

诊　断 ★★

窦性心动过速。

参考　《轻松学习心电图》54 页
《轻松应用心电图》152 页

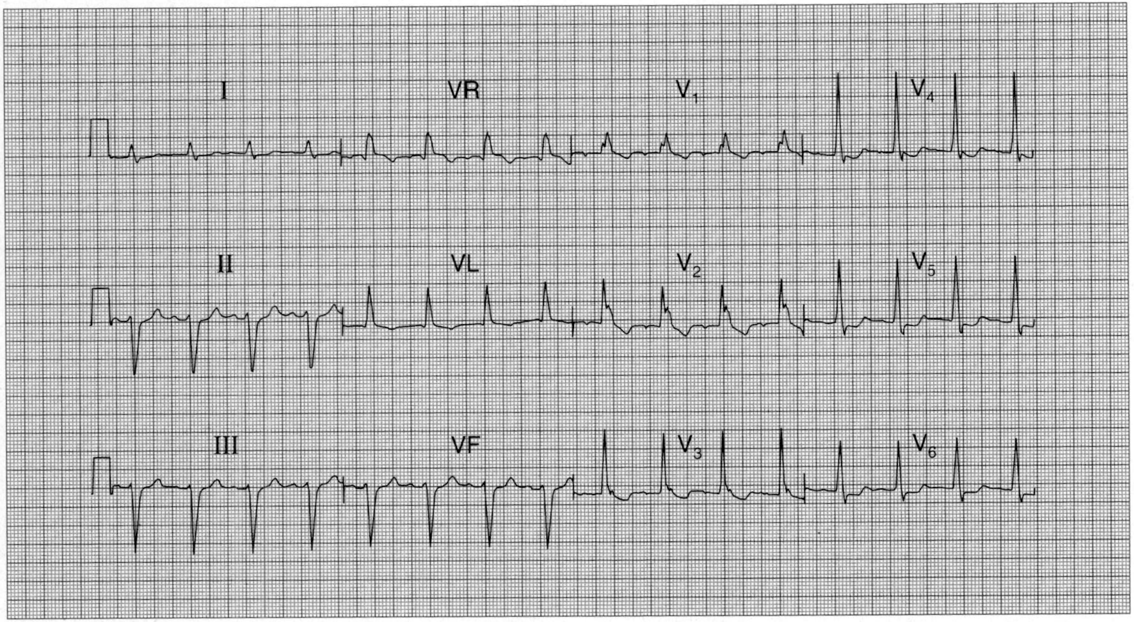

图 65 患者男，70 岁，因头晕发作就诊，症状大约每周发作 1 次，其他时间正常，体检未见异常。该心电图有助于决定其诊治方案吗？

图65答案与讨论

心电图特点

- 窦性心律，心率100次/分
- PR间期在正常上限
- 电轴左偏
- QRS时限延长（160ms）
- V_6导联可见宽的S波
- aVL、$V_1 \sim V_4$导联T波倒置

临床解释

电轴左偏伴QRS增宽、aVL导联T波倒置，这是左前分支阻滞的特点。同时存在右束支阻滞，所以有两条主要传导路径发生阻滞，这一般称为“双束支阻滞”。实际上PR间期在正常上限说明另一条传导途径有传导延迟的可能性很大。如果PR间期绝对延长，那么这种心电图可以称为“三束支阻滞”。

评　注

如果患者无症状，双束支阻滞并非起搏适应证。问题是要明确头晕发作是否是短暂的完全性房室阻滞所致。最好能在头晕发作时记录心电图，既然症状每周发作一次，那么动态心电图监护可能帮助不大，但心电图事件记录器值得一试。没有明确依据来决定是否需要植入永久性人工心脏起搏器是主要问题，但对有此病史和心电图的患者，植入起搏器可能是最佳选择。

诊　断 ★★

左前分支阻滞伴右束支阻滞——双束支阻滞。

参考　《轻松学习心电图》48页
《轻松应用心电图》141、147页

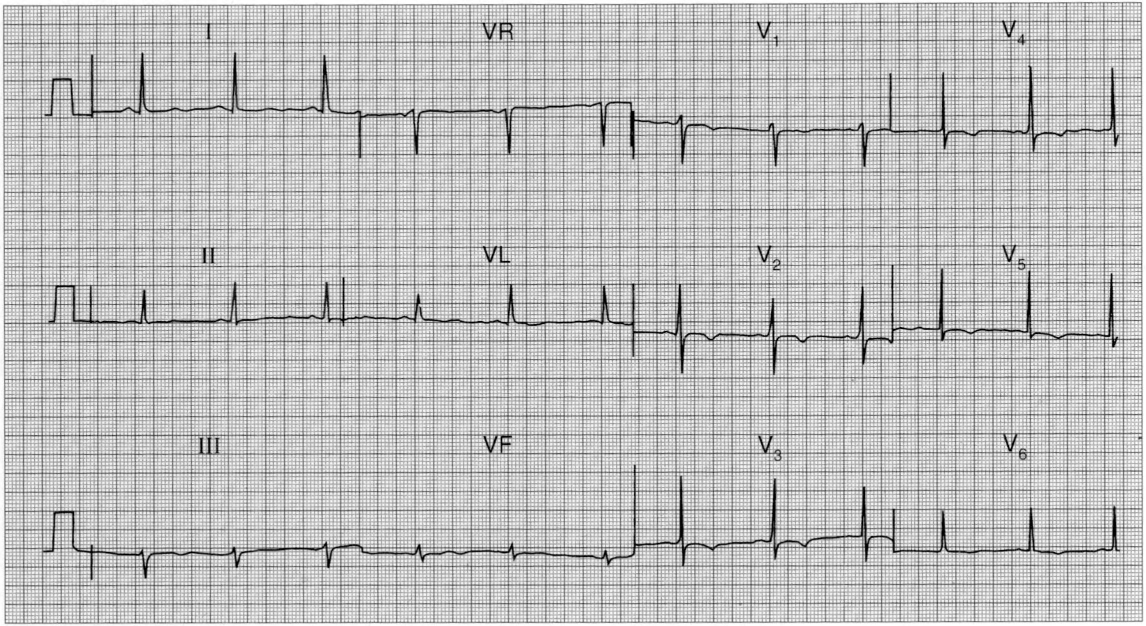

图 66 25 岁黑人足球运动员的心电图。该心电图提示什么？应该如何处理？

图 66 答案与讨论

心电图特点

- 窦性心律
- 心电轴正常
- QRS 波正常
- 广泛的 T 波倒置，特别在 $V_2 \sim V_5$ 导联

临床解释

复极（T 波）异常在黑人中很常见，但此心电图还有另一种解释即非 Q 波心肌梗死或者心肌病。

评　注

该患者是专业足球运动员，所以排除肥厚性心肌病很重要，这可以通过超声心动图来做到。由于其职业必须排除冠状动脉疾病，所以进行了冠状动脉造影检查，结果是正常的。

诊　断　★★★

广泛的 T 波倒置，可能是黑人的正常现象。

参考　《轻松学习心电图》112 页
《轻松应用心电图》91、117 页

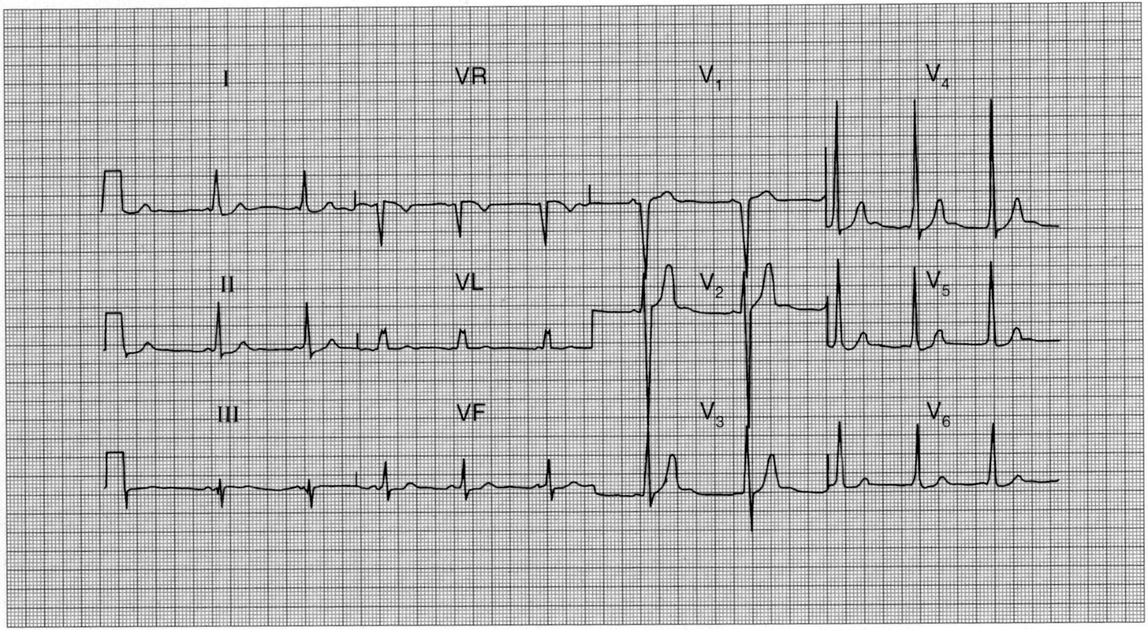

图 67 无症状的 20 岁男性，就职前体检时的心电图，雇主要求他有职业驾驶执照。应该提什么建议？

图 67 答案与讨论

心电图特点

- 窦性心律
- PR 间期很短
- 心电轴正常
- QRS 增宽，上升支顿挫（δ 波）

临床解释

是预激综合征心电图，旁路位于右侧，有时称为 B 型预激综合征。

评　注

最好做超声心动图检查以排除器质性心脏病（如心肌病）。如无与心律失常有关的病史，他可以持有职业驾驶执照。

诊　断 ★★

预激综合征。

参考　《轻松学习心电图》81 页
《轻松应用心电图》38、121 页

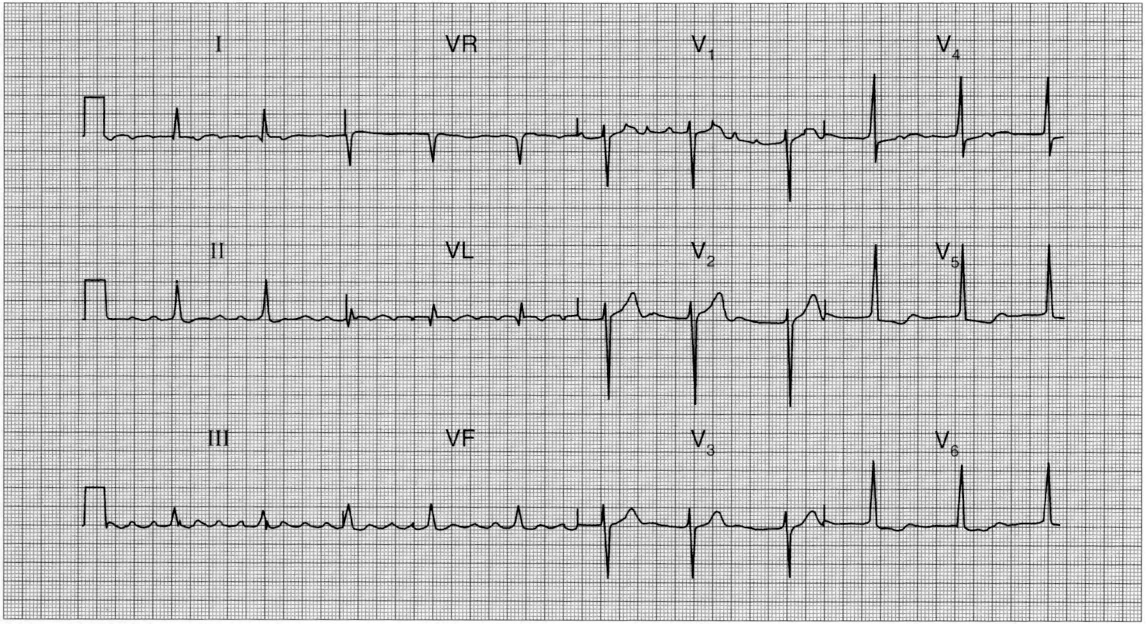

图 68 患者女，60 岁，因气短就诊，查体无异常发现。此心电图提示什么？可能存在什么问题？应该如何治疗？

图 68 答案与讨论

心电图特点

- 心房扑动
- 4∶1 房室传导
- 心电轴正常
- QRS 波形态正常
- 下斜型 ST 段下移，在 $V_5 \sim V_6$ 导联最清楚

临床解释

房扑伴稳定的4∶1下传，ST段下移反映了地高辛效应。

评　注

稳定的 4∶1 下传导致心跳规则，所以临床检查中并未注意到心律失常。此心电图未见基础心脏病的依据，可能为心肌缺血、风湿或心肌病，需要查超声心动图。地高辛可能导致高度的房室阻滞，但不会影响基础节律。静脉应用氟卡尼可能转复窦性心律，但可能需要直流电复律。

诊　断 ★★

心房扑动伴 4∶1 房室传导。

参考　《轻松学习心电图》68 页
《轻松应用心电图》160 页

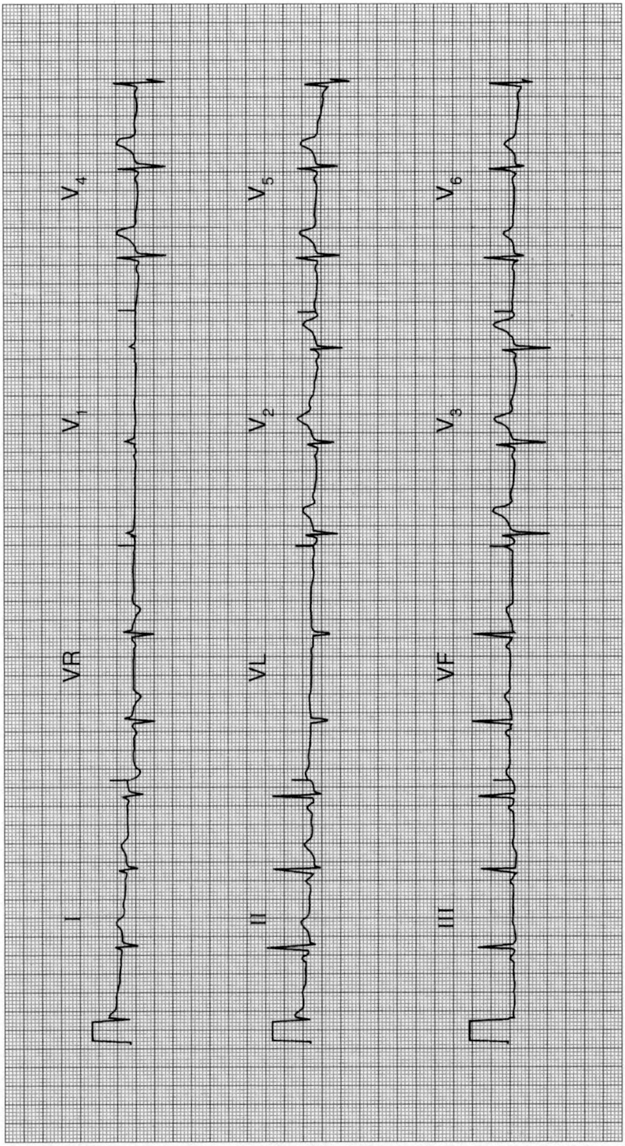

图69 男，30岁，申请民航职位体检时的心电图。该心电图正常吗？

图69答案与讨论

心电图特点

- 窦性心律
- 电轴右偏（Ⅰ导联以S波为主）
- V_1导联以R波为主
- V_2～V_5可见明显的U波

临床解释

电轴右偏可能为正常变异（特别在瘦高体形的人群中），但也可能是右室肥厚的表现。V_1导联低的R波为主，常提示右室肥厚，但也可能是正常变异。U波常反映低血钾，但这份心电图的T波正常，故为正常变异。

评　注

排除右室肥厚的原因，侧位X线胸片以及超声心动图有助于确定右室是否扩大。

诊　断 ★★★

可能为正常心电图。

参考　《轻松学习心电图》22页
《轻松应用心电图》69、74页

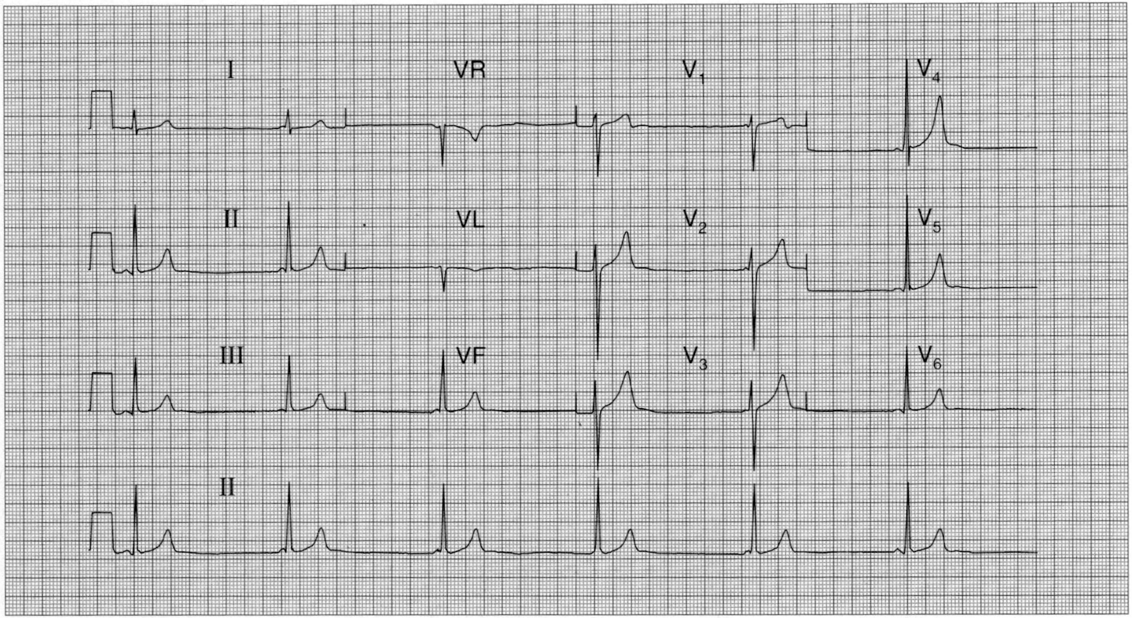

图 70 一名年轻的专业足球运动员常规体检的心电图。该心电图正常吗？

图 70 答案与讨论

心电图特点

- 规则的窄 QRS 波节律，心率 35 次 / 分
- 部分 QRS 波前可见 P 波
- 能够测量的 PR 间期较短，但有变化
- $Rv_4+Sv_2 = 45mm$
- QRS 波和 ST 段正常
- T 波高尖，特别是在 V_4 导联

临床解释

PR 间期缩短增加了存在预激的可能性，但是 PR 间期有变化，而且在 $V_1 \sim V_3$ 导联看不到P波。缓慢的窄QRS波节律提示为交界区逸搏心律。窦房结的节律明显缓慢，可能是因为运动员的训练所致。这通常被称为“心房起搏点游走”。高R波和高尖的P波在年轻的健康人是完全正常的。

评　注

这是运动员的正常变异，不需处理。

诊　断 ★★

加速性交界性心律。

（译者注：应为交界性逸波心律。）

参考　《轻松学习心电图》60 页
《轻松应用心电图》98 页

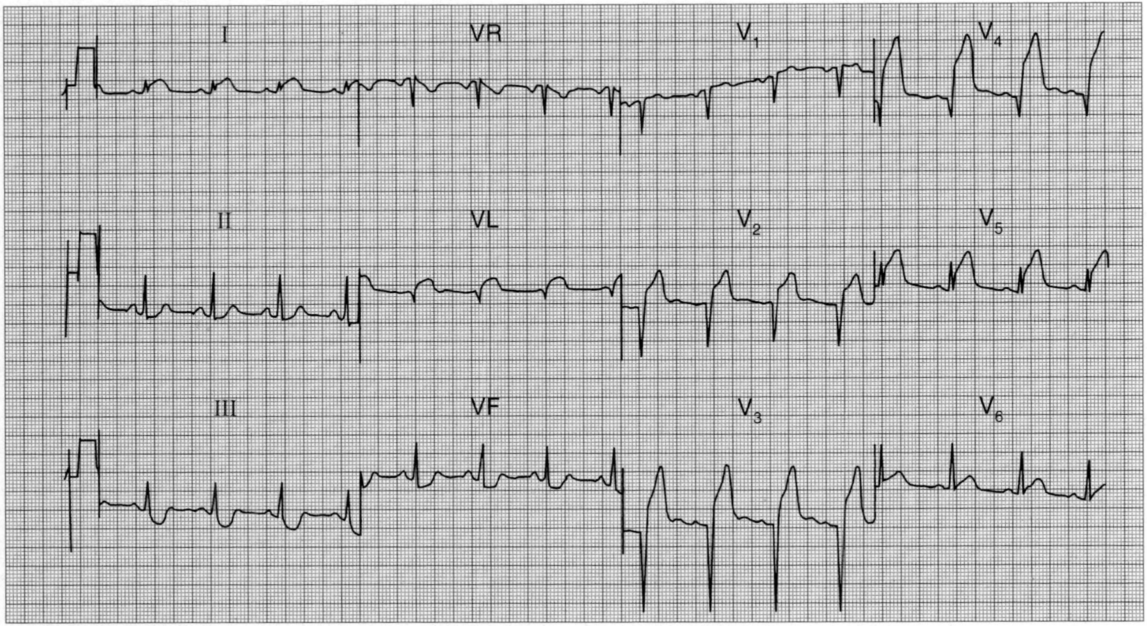

图 71 患者男，45 岁，主因严重胸痛 1 小时收住急诊科，无心衰体征。心电图提示什么，如何处理？

图 71 答案与讨论

心电图特点

- 窦性心律
- 电轴正常
- $V_2 \sim V_4$ 导联可见病理性 Q 波
- Ⅲ、aVF 导联 ST 段水平型下移

临床解释

心电图提示急性前壁心肌梗死，下壁缺血。

评　注

除非有潜在出血的危险（脑卒中史、消化道溃疡、糖尿病视网膜病变等），该患者需嚼碎服用阿司匹林300mg，然后予以溶栓药。溶栓药的选择需要探讨：因为患者以前未用过溶栓药，所以比较便宜的链激酶应该是首选。但有证据表明较贵的阿替普酶可以更有效地降低死亡率，特别是对前壁心肌梗死的年轻患者而言。

诊　断 ★

急性前壁心肌梗死，下壁缺血。

参考　《轻松学习心电图》96 页
《轻松应用心电图》242 页

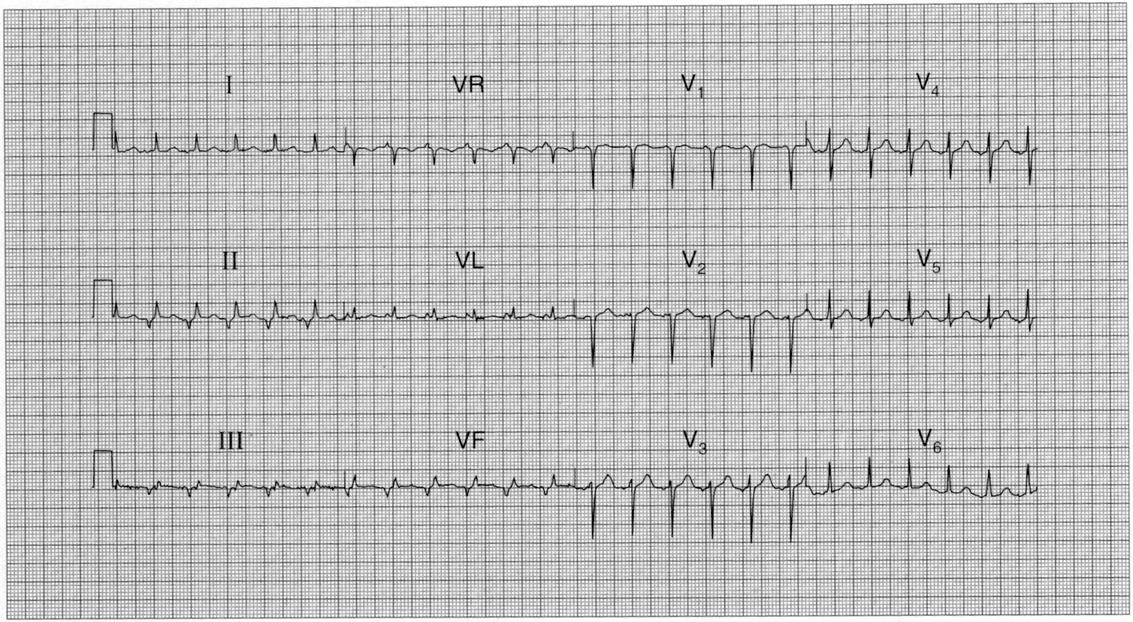

图 72 患者男，30 岁，主诉心悸数年，其他无异常，主要因心悸发作就诊于急诊科。患者明显焦虑，心率 140 次 / 分，无其他体征。心电图提示什么？

图 72 答案与讨论

心电图特点

- 窄 QRS 波心动过速，心率 140 次 / 分
- P 波倒置，特别是在Ⅱ、Ⅲ和 aVF 导联
- PR 间期缩短（100ms）
- 电轴正常
- QRS 波、ST 段和 T 波正常

临床解释

从心悸发作的病史来看似乎是焦虑引起了窦性心动过速，但是心率 140 次 / 分应该是起源于窦房结以外的节律。心电图明确提示是一种室上性心动过速，在每个 QRS 波前都有一个 P 波。可能是窦性心动过速，PR 间期缩短提示预激，但是下壁导联异常的P波说明为房性心动过速。

评　注

颈动脉窦按压可能终止心动过速发作，如果按压无效，则腺苷几乎肯定有效。β阻滞剂可以预防再次发作，但患者最好进行电生理检查，希望可以确认折返环的位置并予以消融。

诊　断 ★★

房性心动过速。

参考　《轻松学习心电图》67 页

《轻松应用心电图》159 页

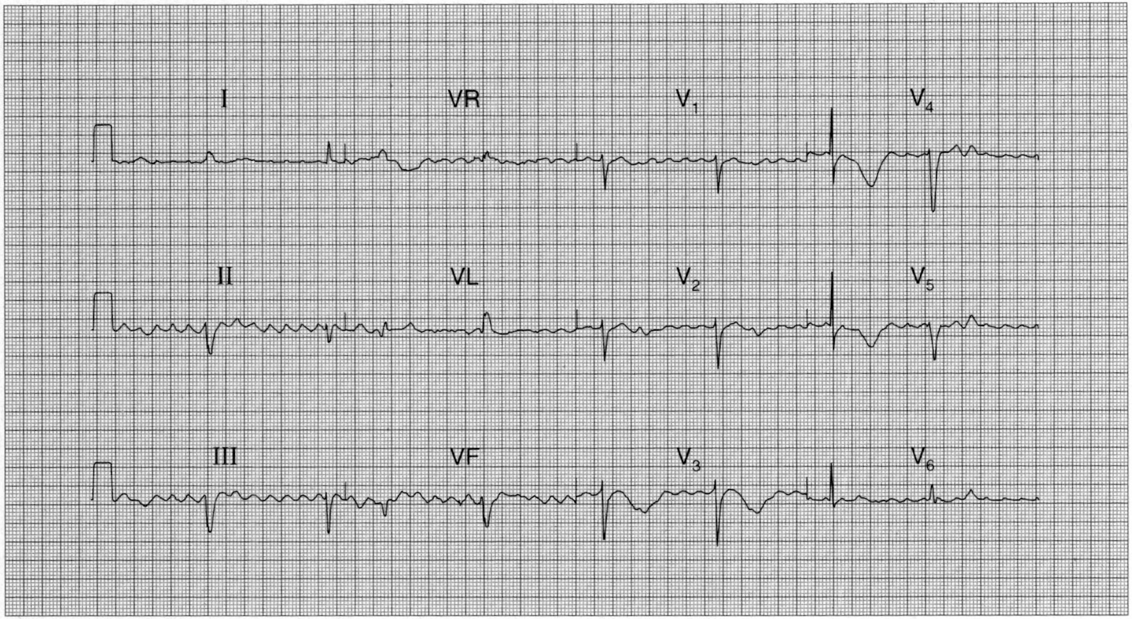

图 73 患者女，80 岁，因在疗养院发生循环性虚脱而求治。除了该患者曾对心脏进行过治疗外，无其他病史，无明显异常体征。试问如何处理？

图 73 答案与讨论

心电图特点

- 心房扑动，心室率 50 次 / 分
- 室性期前收缩
- 电轴左偏
- QRS 波正常
- 前壁导联 T 波倒置
- QT 间期延长（650ms）

临床解释

房扑伴缓慢的心室率说明心动过缓引起虚脱的可能性较大；左前分支阻滞提示传导系统病变；前壁 T 波倒置可能是因为缺血。未见反映患者服用地高辛的ST段下移表现，延长的QT间期提示存在电解质紊乱或者患者在服用有延长QT间期作用的药物，考虑患者发生虚脱且存在 QT 间期延长，其原因可能为尖端扭转性室性心动过速。因为患者有房扑，所以考虑患者可能会服用胺碘酮，结果证实该患者确实在服用胺碘酮。

诊　断 ★★★

心房扑动伴慢心室率，室性期前收缩，左前分支阻滞，QT 间期延长。

参考　《轻松应用心电图》374、375 页

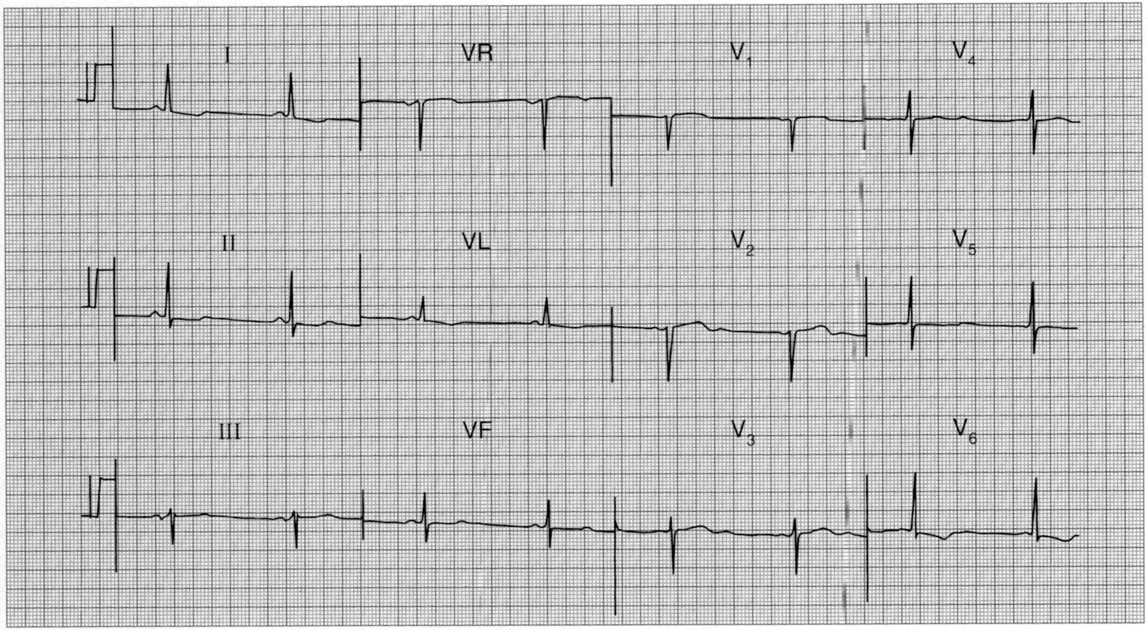

图 74 患者女，50 岁，自述无症状，心电图记录于常规健康检查。常规筛检的另一项异常是血清胆固醇 7.2mmol/L。试问应该如何处理？

图 74 答案与讨论

心电图特点

- 窦性心律
- 电轴正常
- QRS 波正常
- T 波低平倒置
- V_3～V_5 导联可见明显的 U 波

临床解释

T 波低平倒置伴明显的 U 波通常因低钾引起。健康筛查时通常检查血清钾水平，但是低钙血症或低镁血症也可以导致相同的心电图改变。高胆固醇水平是冠心病的标志，但是胆固醇水平升高也可能继发于甲状腺或肾脏疾病。

评　注

检查甲状腺功能。该患者有黏液性水肿，经过治疗后心电图亦转为正常。

诊　断 ★★★

T 波低平伴明显 U 波，是低钾血症的典型表现，但本病例为黏液性水肿。

参考　《轻松学习心电图》109 页
《轻松应用心电图》363、368 页

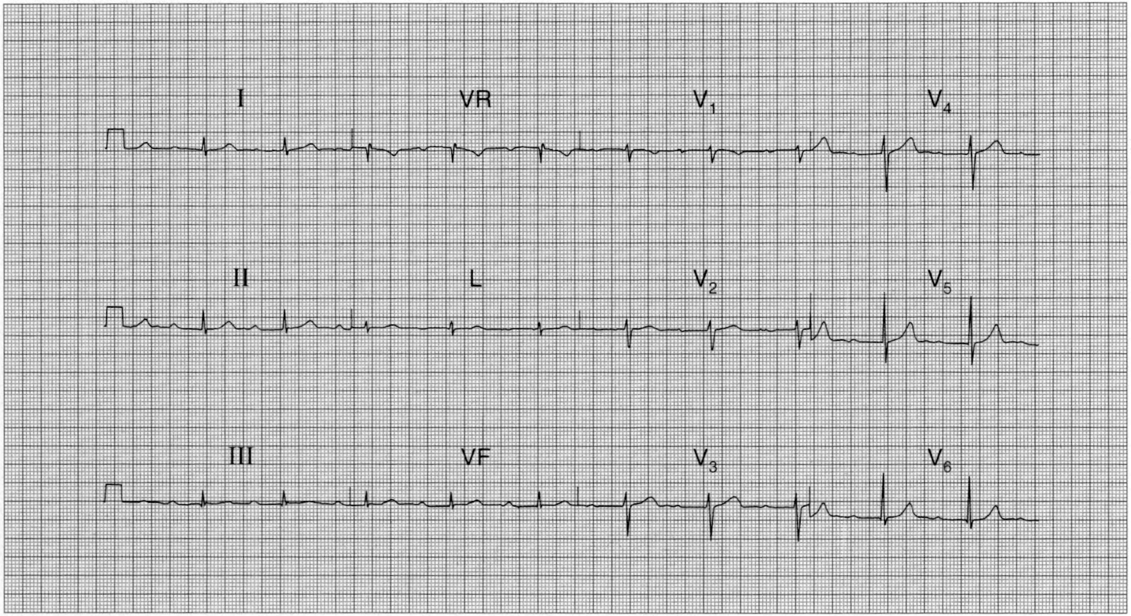

图 75 患者男，45 岁，无症状，心电图记录于健康筛查时。试问该心电图正常吗？对患者有何建议？

图 75 答案与讨论

心电图特点

- 窦性心律，心率 64 次 / 分
- PR 间期延长（360ms）
- QRS 波、ST 段和 T 波正常

临床解释

该心电图为一度房室阻滞，但其他方面完全正常。

评 注

尽管通常认为PR间期的上限是200ms，但是健康人也常有较长的PR间期（学术上称为一度房室阻滞）。由于该患者无症状而且体检正常，所以无需处理。某些职业需要完全正常的心电图，这时应进行动态心电图监测，以便于证实患者没有高度的房室阻滞。

诊 断 ★

一度房室阻滞。

参考 《轻松学习心电图》30 页
《轻松应用心电图》62、137 页

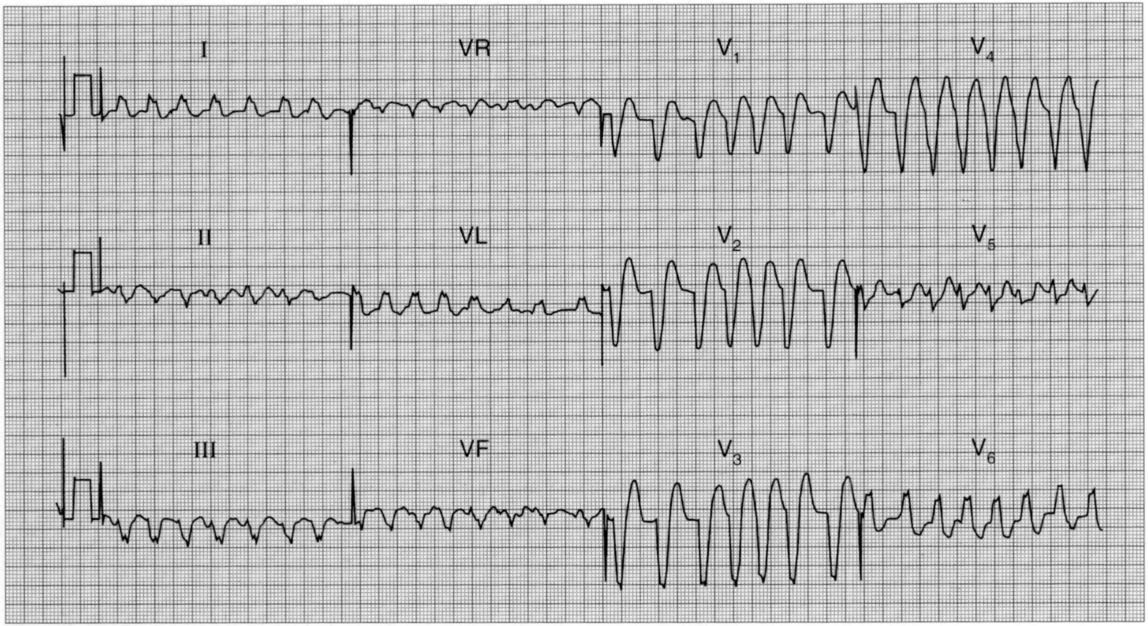

图 76 患者女，80 岁，主因突发心悸伴气短收住院。该患者有充血性心力衰竭，心脏杂音说明有主动脉瓣狭窄。本例心电图提示什么，我们应该如何处理？

图 76 答案与讨论

心电图特点

- 宽 QRS 波性心动过速
- 心律不规则，心率 130～200 次 / 分
- 未见明显 P 波，基线不规则，aVL 导联最为明显
- 左束支阻滞

临床解释

心律明显不规则，伴 aVL 导联不规则的基线，表明本图为房颤伴左束支阻滞。

评　注

主动脉瓣狭窄常伴有左束支阻滞。存在主动脉瓣狭窄时，必须慎用扩张血管的药物，该患者应该使用地高辛和利尿剂。应该尽可能快地利用超声来评价跨主动脉瓣压力阶差，即使80岁高龄的患者也可以考虑主动脉瓣置换手术。

诊　断 ★★

心房颤动伴左束支阻滞。

参考　《轻松学习心电图》36、78 页
《轻松应用心电图》118 页

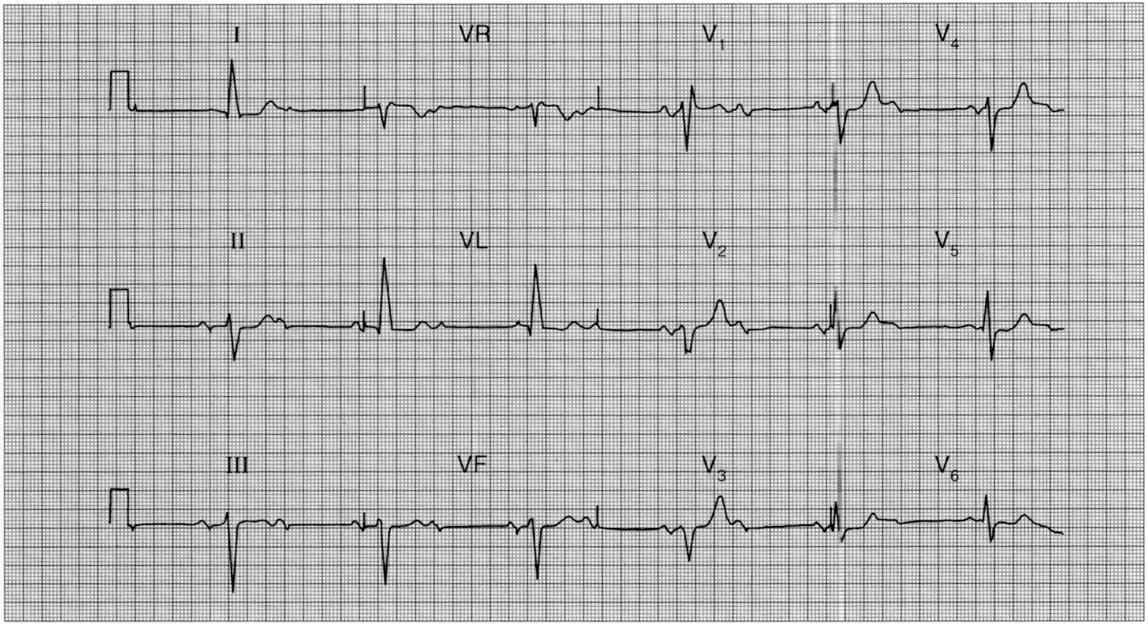

[redacted] 患者男，80 岁，常规检查发现心律缓慢伴粗糙的收缩期杂音。试问该心电图提示什么，诊断如何？是否需要治疗？

图 77 答案与讨论

心电图特点

- 窦性心律，P 波频率 75 次 / 分
- 二度房室阻滞（2 : 1）
- 电轴左偏
- 右束支阻滞

临床解释

这是二度阻滞而不是三度阻滞，因为在可下传的搏动中 PR 间期正常，有时 PR 间期有变化，但这是由于导联的改变引起。电轴左偏（左前分支阻滞）和右束支阻滞构成双束支阻滞，但是 2 : 1 阻滞表明希氏束有病变或者左后束支有病变。这种情况有时称为“三束支”阻滞。

评　注

心脏杂音伴有心脏阻滞提示主动脉瓣狭窄。超声检查可评价狭窄的严重程度，尽管较慢的心率（每搏量较高）会加重记录到的跨瓣膜压力阶差。主动脉瓣置换术进行与否均可，但该患者必须植入永久性人工心脏起搏器以延长其存活期。

诊　断 ★★

二度（2 : 1）房室阻滞和双束支阻滞。

参考　《轻松学习心电图》32、50 页
《轻松应用心电图》141、146 页

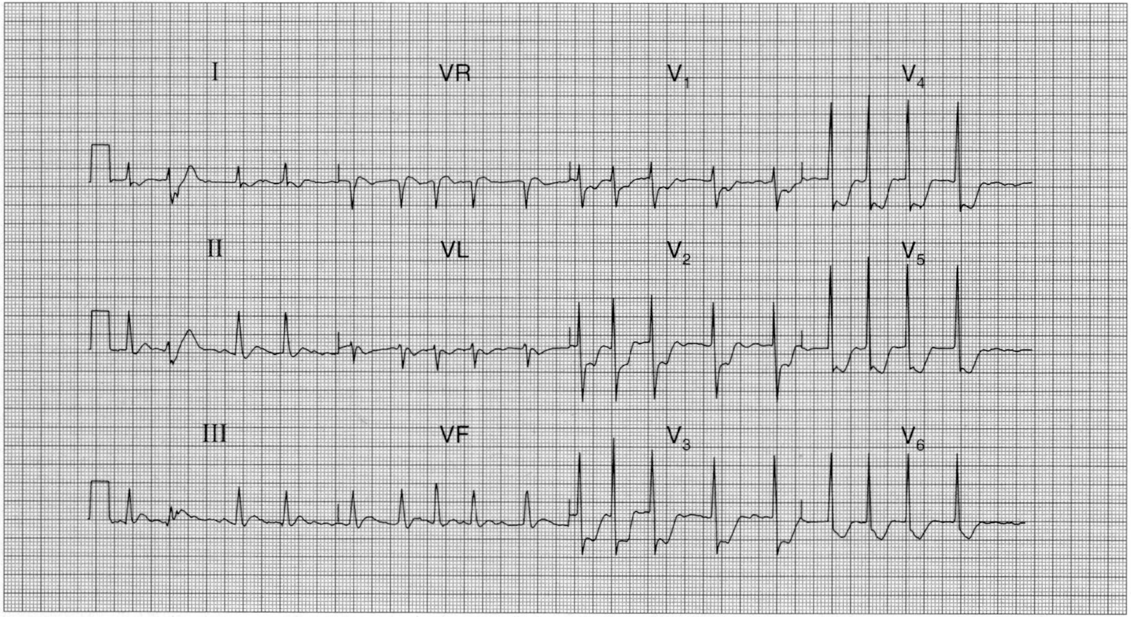

图 78 患者女，70 岁，气短数月，因胸痛入院。试问该心电图提示什么，如何处理？

图78答案与讨论

心电图特点

- 心房颤动，可见一个室性期前收缩
- 心室率110次/分
- 电轴正常
- QRS波正常
- V_2~V_5导联ST段水平型下移达7mm
- V_6导联ST段下斜型下移
- I、aVL、V_6导联T波倒置，其他导联T波难以判断

临床解释

前壁导联水平型ST段下移表明有严重心肌缺血，这可能是胸痛的原因。V_6导联下斜型ST段下移可能是服用地高辛所致。心室率不是特别快，尽管心率可能与缺血有关，但对于该患者这似乎不是主要问题。

评　注

患者应该按照急性冠脉综合征来治疗，应用肝素、β受体阻滞剂和硝酸酯类。如果疼痛不能缓解，必须考虑早期行冠脉造影，以便行CABG或PTCA进行血运重建。

诊　断 ★★

心房颤动和前壁心肌缺血。

参考 《轻松学习心电图》78、102页
《轻松应用心电图》273、274页

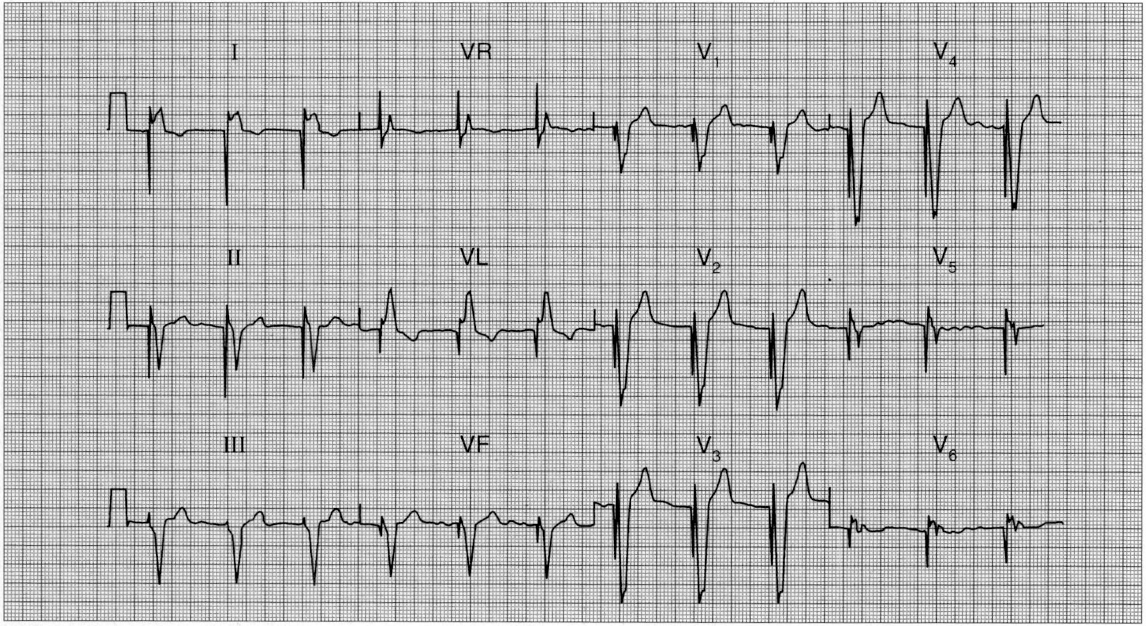

图 79 患者为老年女性，因脑卒中意识丧失收住院，医生未发现心脏异常。但根据此心电图，医生可能忽视了什么情况？

图 79 答案与讨论

心电图特点

- 未见 P 波，基线不规则，提示为心房颤动
- 规则的 QRS 波
- 电轴左偏
- QRS 波增宽模式难以确定
- 每个 QRS 波前均可见深而窄的钉样信号

临床解释

钉样信号是由心脏起搏器发出的，医生可能没有注意到位于左锁骨下的永久心脏起搏器的脉冲发生器。起搏器经起搏电极激动右心室，引发增宽的 QRS 波，类似于束支阻滞的图形。该心电图的基础节律是房颤：病人房颤可能伴有完全性房室阻滞，或者心室率慢。

评　注

脑卒中可能是由房颤引起的左心房栓子所致。该患者也可能有短暂的起搏功能丧失，但是脑卒中可能与起搏器无关。

诊　断 ★★

心室起搏心律，心房颤动。

参考　《轻松应用心电图》219 页

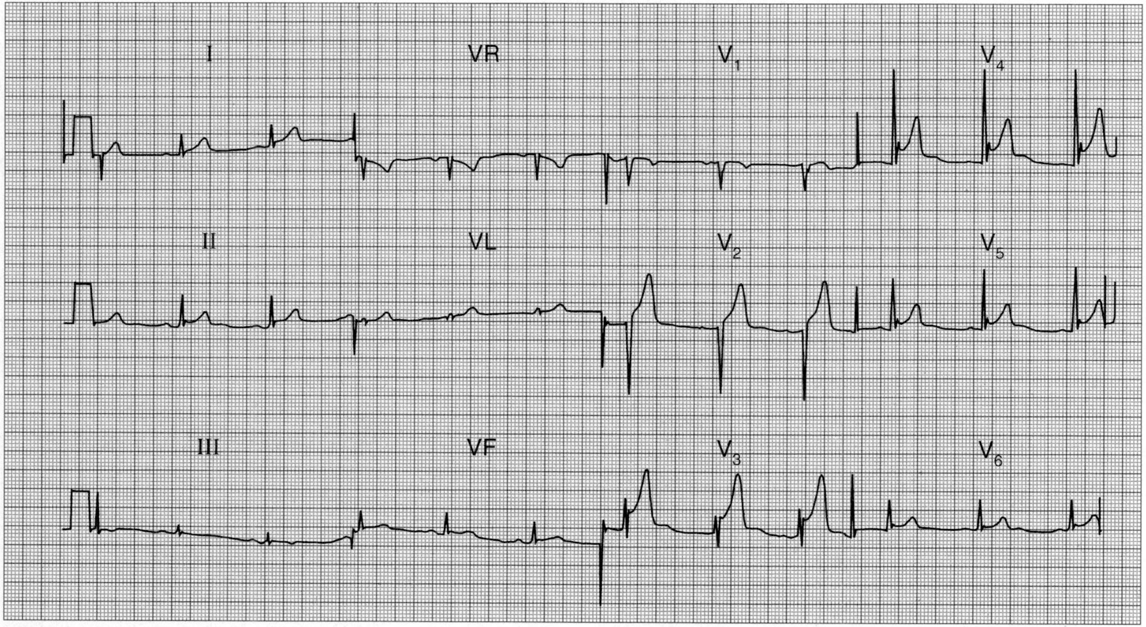

图 80 患者男，30 岁，因胸膜性质的左侧胸痛于急诊科求治。试问该心电图提示什么？

图 80 答案与讨论

心电图特点

- 窦性心律
- 电轴正常
- QRS 波正常
- Ⅱ和 $V_3 \sim V_6$ 导联 S 波后即出现 ST 段抬高

临床解释

图中所示S波后继以抬高的ST段称为高起点 ST段，这是正常变异，必须和心肌梗死或心包炎相区别。

评 注

如果病人胸痛为胸膜性质，那么必须考虑肺部原因而不是心脏原因，如感染、肺栓塞和气胸，此时心电图毫无帮助。

诊 断 ★★

正常心电图，高起点 ST 段抬高。

参考 《轻松应用心电图》82、84 页

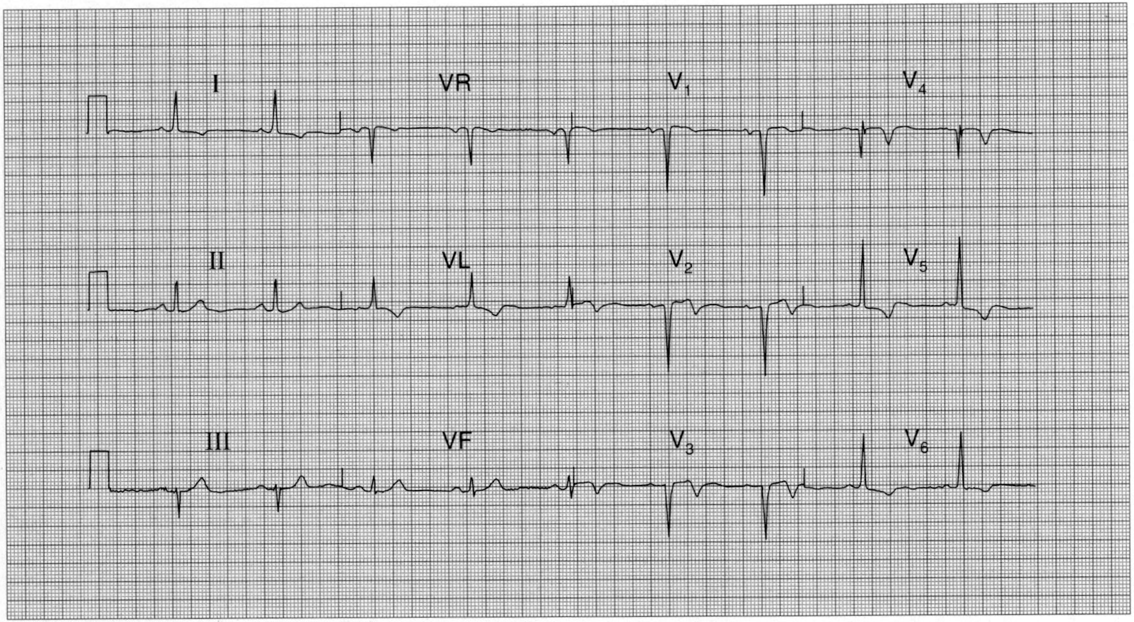

图 81 患者男，50 岁，由西班牙度假归来，自述在西班牙时有严重消化不良，但现在一切正常。试问心电图提示什么，如何处理？

图 81 答案与讨论

心电图特点

- 窦性心律
- 传导正常
- 电轴正常
- $V_2 \sim V_4$ 导联可见 Q 波
- $V_2 \sim V_3$ 导联 ST 段轻度抬高
- I、aVL 和 $V_2 \sim V_6$ 导联 T 波倒置

临床解释

心电图表明陈旧性前壁心肌梗死伴侧壁缺血。由于患者目前临床情况正常，所以重要的是要保证他采取恰当的措施来避免缺血再次发作。该患者必须戒烟，必要时减肥，服用阿司匹林、β阻滞剂、血管紧张素转换酶抑制剂和他汀类药物。考虑到患者年龄，有必要进行运动试验以确保在低负荷时没有心肌缺血。

诊 断 ★

陈旧性前壁心肌梗死。

参考 《轻松学习心电图》95 页
《轻松应用心电图》242、248 页

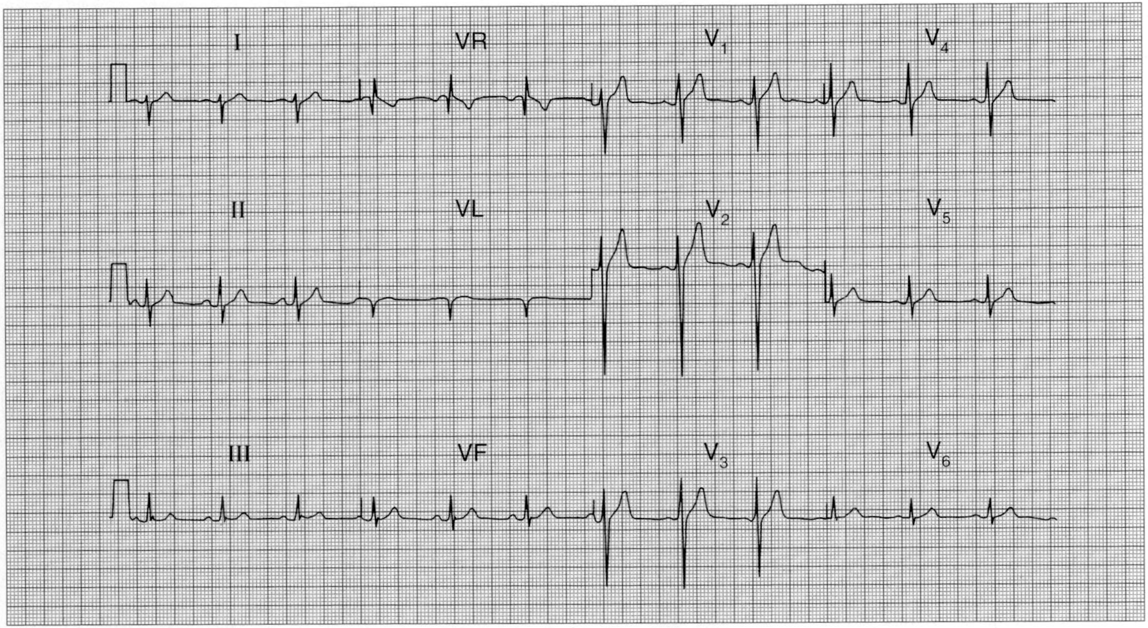

图 82 该心电图为一 30 岁无症状男性在常规检查时记录所得。试问该心电图正常吗？

图 82 答案与讨论

心电图特点

- 窦性心律
- 电轴右偏（I 导联 S 波大于 R 波，aVR 导联 R 波较高，aVL 导联 R 波极小而 S 波较深）
- Ⅲ导联 QRS 波为锯齿形
- 其他导联为完全正常的 QRS 波和 T 波

临床解释

电轴右偏可以是右心室肥厚的特征，但在瘦高者可能为正常变异。Ⅲ导联锯齿形 QRS 波是正常的，但在所有导联上均出现此图形则为低钾的 J 波。

评　注

完善检查，排除右室肥厚（应该在做心电图前进行）。

诊　断 ★

正常心电图。

参考　《轻松应用心电图》63 页

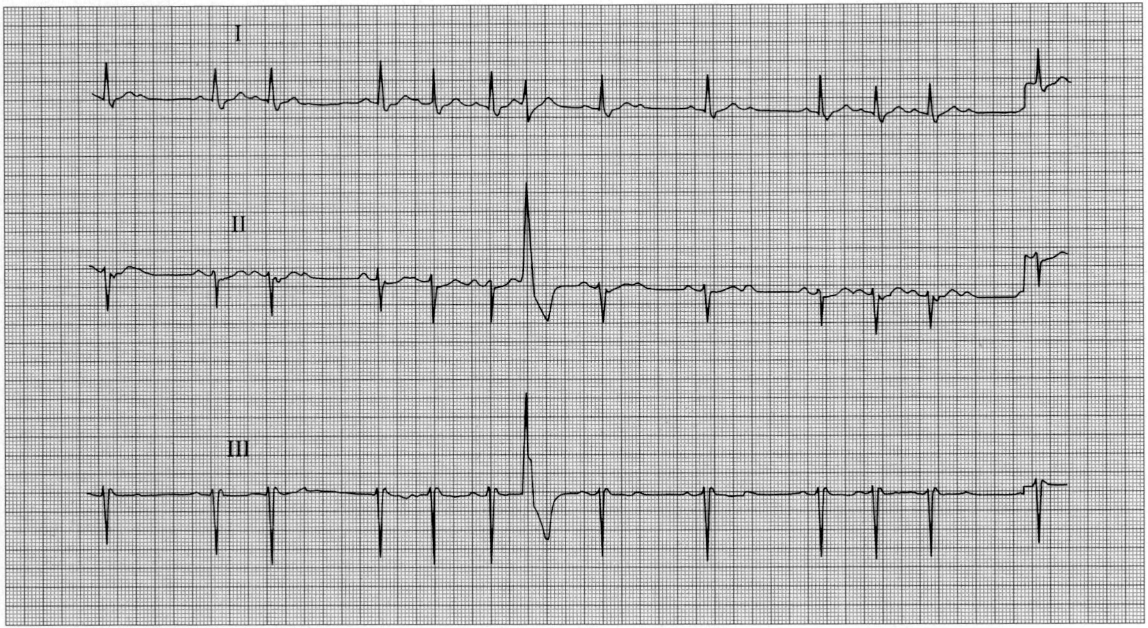

图 83 患者女，70 岁，主诉发作性头晕 1 年。只有Ⅰ、Ⅱ和Ⅲ三个导联，但有三处异常。试问如何处理？

图 83 答案与讨论

心电图特点

- 节律在变化
- 有时为窦性心律
- 有 1 个室性期前收缩
- 间断发生二度房室阻滞（莫氏二型，2∶1 传导）
- 电轴左偏

临床解释

这里有两种二度房室阻滞：开始时为莫氏二型（1个不下传的搏动），4次窦性搏动后为2∶1房室传导。室性期前收缩无显著意义，但是电轴左偏提示左前分支阻滞。

评　注

本例心电图提示可能有潜在的疾病，如陈旧性前壁心肌梗死。24 小时动态心电图有可能揭示与头晕有关的节律异常。但是无论结果如何，都必须植入永久性起搏器。

诊　断 ★★

二度房室阻滞，电轴左偏。

参考　《轻松学习心电图》31 页
《轻松应用心电图》140 页

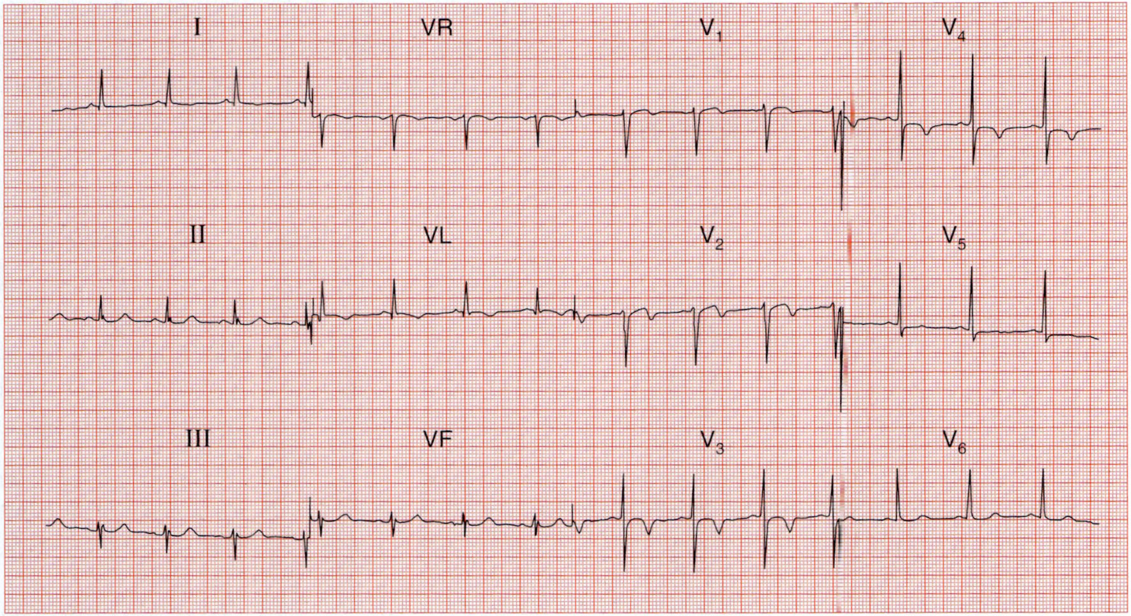

图 84 患者男，60 岁，因胸部疼痛 24 小时入急诊科。试问心电图提示什么，该如何处理？

图 84 答案与讨论

心电图特点

- 窦性心律
- 传导正常
- 电轴正常
- QRS 波正常
- ST 段正常
- I、aVL、V_2~V_4 导联 T 波倒置

临床解释

心电图提示前壁非 Q 波心肌梗死。

评　注

该患者显然有急性冠状动脉综合征，必须收住院，采用低分子量肝素、硝酸酯类和β受体阻滞剂治疗。如果症状不能很快缓解，应该考虑在早期冠脉造影和冠状动脉成形术前使用血小板 IIb/IIIa 受体拮抗剂，如替罗非班或阿昔单抗。

诊　断

前壁非 Q 波性心肌梗死。

参考　《轻松学习心电图》104 页
《轻松应用心电图》265 页

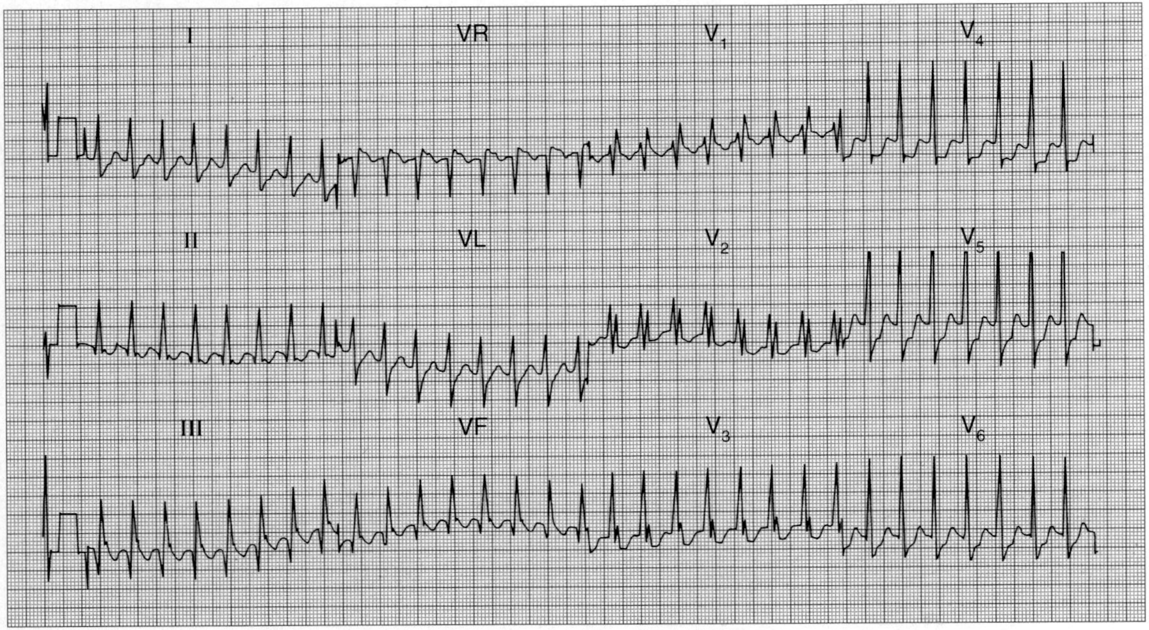

图 85 患者男，25 岁，房间隔缺损，因突发心悸收住院。心率 170 次 / 分，血压 140/80mmHg，无心衰迹象。试问其心脏节律如何，如何处理？

图85答案与讨论

心电图特点

- 宽QRS波性心动过速，心率170次/分
- 无明显P波，但在aVR导联似乎可见P波
- 电轴正常
- 右束支阻滞
- V_4和V_5导联ST段水平型下移

临床解释

QRS波时限120ms，电轴正常，QRS波图形为典型的右束支阻滞形态。可能为室上速伴右束支阻滞，如果肯定aVR导联存在P波则可以确定这一诊断。这可能是房性或房室结折返性心动过速。ST段下移提示缺血。

评　注

如果知道患者有房缺，那么可能有右束支阻滞，在以前的住院资料中应该有记录。治疗首先考虑颈动脉窦按摩，如果无效，则可以静脉应用腺苷。

诊　断 ★★★

室上性心动过速（可能为房性）伴右束支阻滞。

参考　《轻松学习心电图》36、74页
《轻松应用心电图》170页

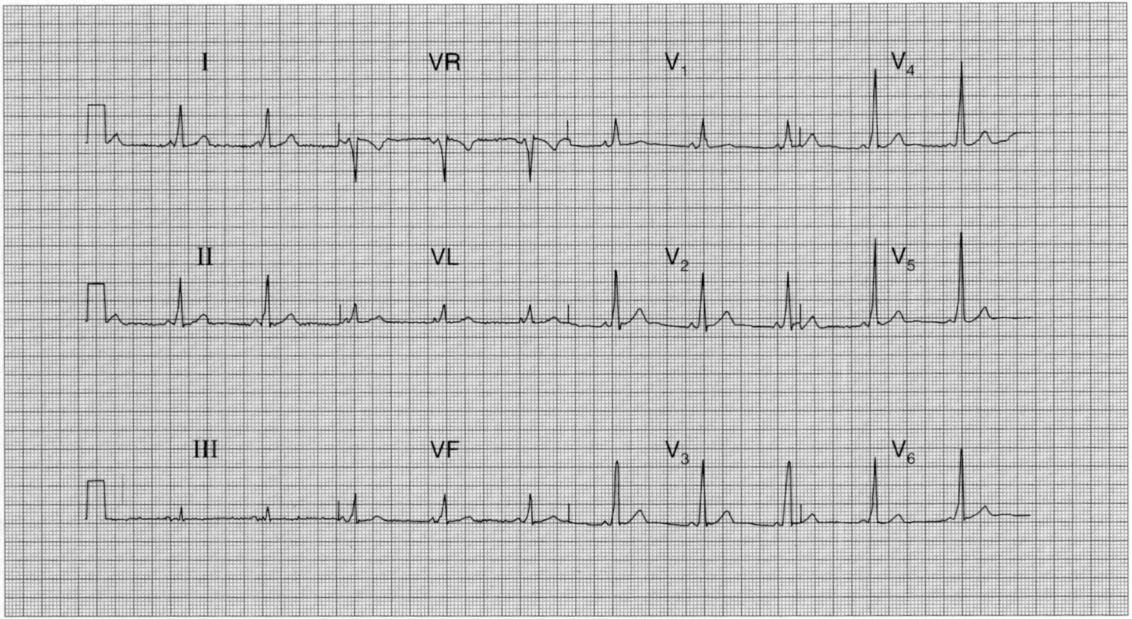

图 86 患者女，30 岁，3 个月前分娩，主诉气短。试问此心电图存在什么问题?

图 86 答案与讨论

心电图特点

- 窦性心律
- PR 间期缩短，100ms
- 电轴正常
- QRS 时限正常
- QRS 起始部顿挫（δ 波）
- V_1 导联有明显的 R 波
- ST 段和 T 波正常

临床解释

心电图显示为 A 型预激综合征，其特征为 V_1 导联有明显的 R 波。

评　注

本图的问题是由于 V_1 导联有明显的 R 波而可能被误认为是右心室肥厚。年轻女性在分娩后主诉气短，那么肺栓塞的可能性较大，这正好可以引起心电图右心室肥厚的表现，但在预激综合征时很难从心电图做出右室肥厚的诊断。惟一有用的特点是电轴右偏，预激综合征无此表现，但该心电图中电轴正常。

诊　断 ★★

A 型预激综合征。

参考　《轻松学习心电图》81 页
《轻松应用心电图》121、123 页

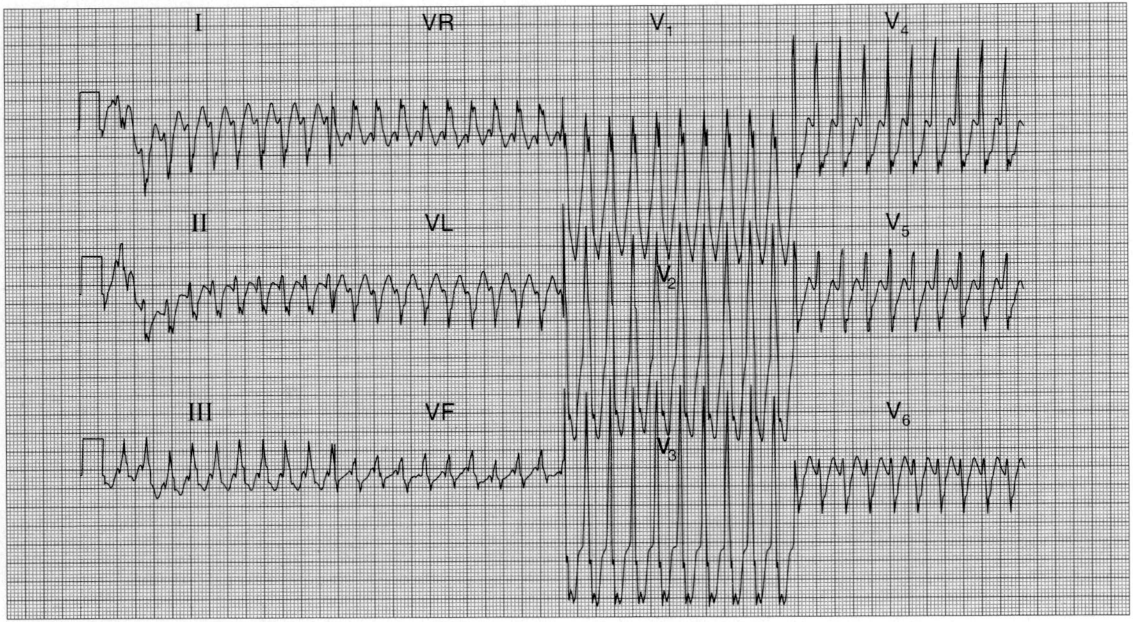

图 87 患者女，30 岁，短暂性心悸发作至少 10 年，在急诊科时发作心悸。试问该心电图节律如何，即时和长期的处理方案如何？

图 87 答案与讨论

心电图特点

- 宽 QRS 波性心动过速，心率 250 次 / 分
- 无明显 P 波
- 电轴右偏
- QRS 时限 180ms
- QRS 波在 V_1 导联主波向上，在 V_6 导联主波向下，二者不一致
- QRS 波为右束支阻滞形态，第 1 个 R 波高于第 2 个 R 波

临床解释

宽 QRS 波性心动过速主要有三种原因：室性心动过速，室上性心动过速伴束支阻滞和预激综合征。诊断的关键在于患者窦性心律时的心电图，但这并非总能得到。急性心肌梗死时发生的宽 QRS 波心动过速常为室性，但此图并非如此。该心电图中，QRS 波不是很宽，电轴右偏，胸前导联 QRS 波主波方向不一致，表明为心动过速为室上性。支持室性心动过速诊断的情况是 V_1 导联首个 R 波的高度大于次 R 波。结合临床考虑这些特征，该节律为室上性心动过速。

评　注

首先进行颈动脉窦按摩。如果有严重的血流动力学变化，则可行紧急电复律，但第一选择应该是静脉应用氟卡尼。实际上，心律失常自发地中止了，从而显示窦律时心电图的 PR 间期缩短和 δ 波。所以该患者为预激综合征，需要进行电生理检查并消融旁路。

诊　断 ★★★

预激综合征引起的宽 QRS 波性心动过速。

参考　《轻松学习心电图》81 页
《轻松应用心电图》126 页

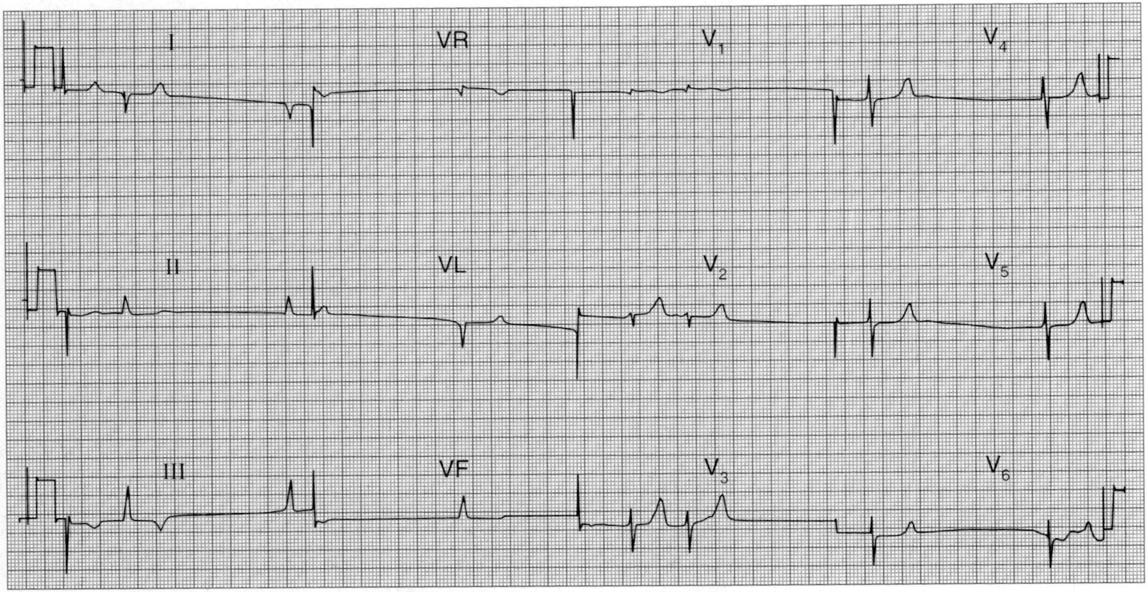

图 88 患者女，65 岁，风心病，严重心衰史数年，主因气短加重和踝部水肿收住院。虽然已经服用了血管紧张素转换酶抑制剂和利尿剂，但仍有严重的心衰。看过心电图后你还需要了解哪些情况？

图88答案与讨论

心电图特点

- 节律不确定，无P波，QRS波不规则，但无房颤特征
- 电轴右偏
- QRS波形态正常，但S波较深
- 对称的高尖T波
- Ⅲ和aVF导联T波倒置

临床解释

心房静止以及T波高尖与高钾血症相符。电轴右偏和V_6导联深S波提示右心室肥厚，可能因慢性肺病所致。III和aVF导联T波倒置提示心肌缺血。

评　注

了解患者所服用的药物，检查电解质水平。该患者服用卡托普利25mg，每天3次（可升高血清钾水平），每24小时3片利尿合剂（每片含速尿40mg加阿米洛利5mg）。联合服用卡托普利和阿米洛利引起明显的钾储留，该患者血清钾为7.4mmol/L。

纠正高钾血症后，恢复了有明显P波的窦性心律，高尖T波也变为正常。电轴右偏、顺钟向转位和下壁T波倒置持续存在。

（译者注：该患者严重的高钾血症还有可能是肾功能衰竭以及尿少所致，故必须注意患者的尿量和肾功能）

诊　断 ★★★

高钾血症。

参考 《轻松学习心电图》109页
《轻松应用心电图》358页

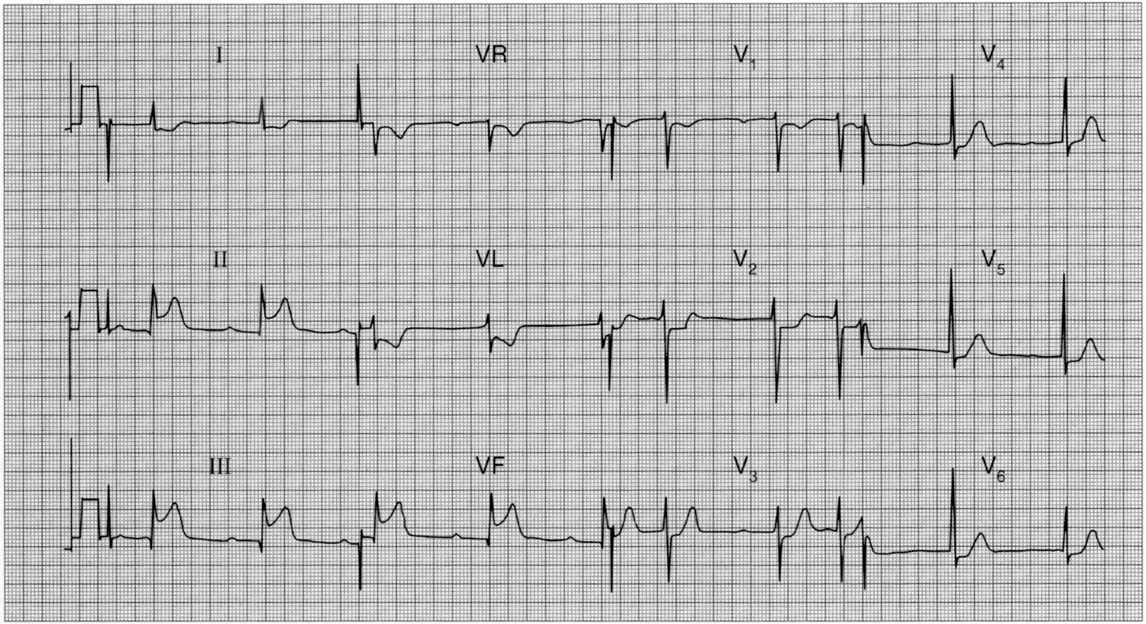

图 89 患者男，55 岁，主因严重胸部疼痛 1 小时急诊收住院。患者面色苍白，全身湿冷，血压 100/80mmHg，无心衰征象。试问此心电图提示什么？有何奇怪之处？

图 89 答案与讨论

心电图特点

- 窦性心律，心率 55 次 / 分
- 一度房室阻滞（PR 间期 350ms）
- Ⅱ、Ⅲ和 aVF 导联可见 q 波
- Ⅱ、Ⅲ和 aVF 导联 ST 段抬高
- I 和 aVL 导联 ST 段下移，T 波倒置
- 胸前导联 ST 段轻度下移

临床解释

急性下壁心梗伴前侧壁缺血，一度房室阻滞。急性心肌梗死患者疼痛时常有窦性心动过速，但该患者由于迷走张力增高而出现心动过缓。

评　注

一度房室阻滞本身并不重要，但有迷走张力增高的证据，所以应该给予阿托品。其他常规治疗为缓解疼痛，阿司匹林和溶栓。

诊　断

急性下壁心肌梗死伴一度房室阻滞。

参考　《轻松学习心电图》96 页
《轻松应用心电图》238 页

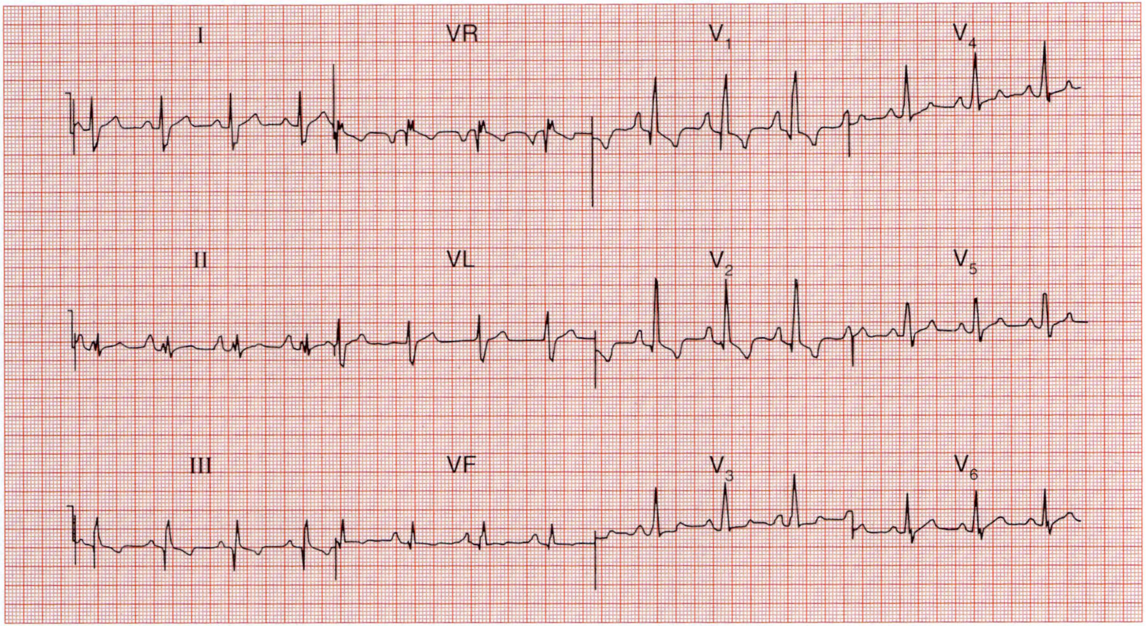

图 90 患者女，17 岁，气短，踝部水肿，有右心衰的症状，自出生就有心脏杂音，无发绀。试问此心电图有何异常？如何诊断？

图 90 答案与讨论

心电图特点

- 窦性心律
- P 波明显高尖（Ⅱ和 V_1 导联最明显）
- 电轴正常
- V_1 导联 R 波为主

临床解释

心电图表明右心房和右心室肥厚。

评　注

右心房肥厚可见于肺动脉高压、三尖瓣狭窄和 Ebstein 畸形。右心室肥厚可见于肺动脉瓣狭窄和肺动脉高压，以上都可以通过超声确诊。该患者有 Ebstein 畸形和房间隔缺损。

诊　断 ★★

右心房肥厚，右心室肥厚。

参考 《轻松学习心电图》91 页
《轻松应用心电图》344 页

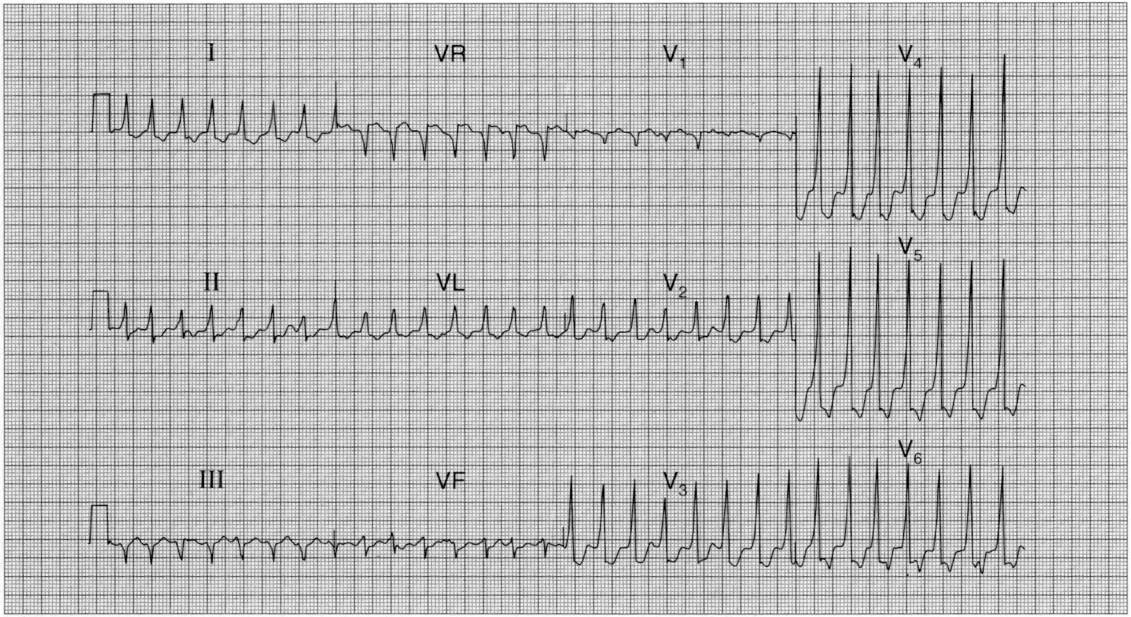

图91 患者女，35岁，阵发性心动过速史多年，急诊记录此心电图。试问如何诊断？

图 91 答案与讨论

心电图特点

- 窄 QRS 波心动过速，心率 170 次 / 分
- 未见 P 波
- 电轴正常
- QRS 时限 112ms
- V_3 和 V_4 导联可见 QRS 波上升支顿挫（δ 波）
- V_3～V_6 导联 ST 段下移
- 侧壁导联 T 波倒置

临床解释

这是窄 QRS 波性心动过速，所以是室上性的（译者注：本图虽有 δ 波，为旁路前传的房室折返性心动过速，但 QRS 时限仍在正常范围，为窄 QRS 波）。QRS 波上升支顿挫提示预激综合征，本图是沿旁路前传的房室折返性心动过速。该诊断符合病史。

评　注

室上性心动过速患者的治疗首选颈动脉窦按压。多数患者腺苷为首选药物，但在预激综合征必须慎用，因为可以阻断房室结增加旁道传导，如果有房颤时可以导致室颤。地高辛、维拉帕米和利多卡因与之类似，都应慎用。这种情况下安全的药物为 β 阻滞剂、氟卡尼和胺碘酮。

诊　断 ★★

室上性心动过速，预激综合征。

参考　《轻松学习心电图》74、81 页
《轻松应用心电图》123、197 页

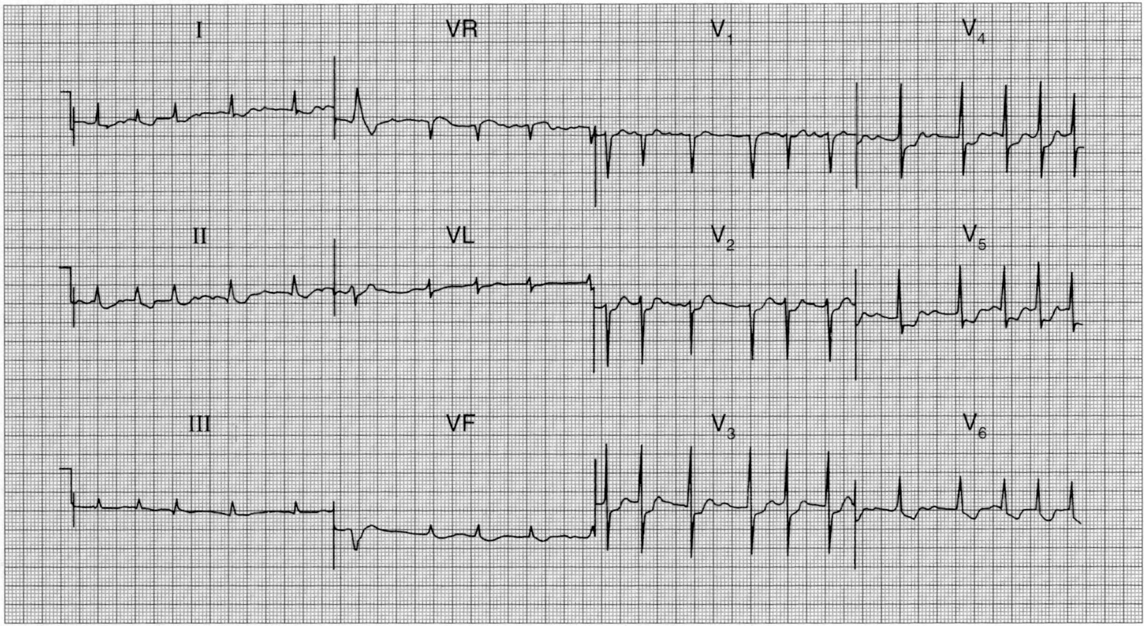

图 92 患者女，60 岁，已因心衰治疗多年，主诉心悸加重伴体重减轻。试问诊断如何，如何处理？

图92答案与讨论

心电图特点

- 心房颤动，1个室性期前收缩
- 心室率75～150次/分
- 电轴正常
- QRS波正常
- V_4导联ST段水平型下移；V_6导联ST段下斜型下移

临床解释

虽然V_6导联ST段改变提示患者接受了地高辛的治疗，但其房颤的心室率控制不充分（这可能是心悸的原因）。V_4导联ST段水平型下移提示缺血。

评　注

房颤患者地高辛不能满意控制心室率时应考虑甲状腺功能亢进。甲亢可以解释体重下降，但是房颤和体重下降共存的情况还包括瓣膜病伴感染性心内膜炎、肿瘤伴心包或心脏转移、酒精中毒。需要进行超声、胸片、甲状腺检查和肝功能检查。

诊　断 ★★

心房颤动，伴快速心室率、缺血和地高辛效应。

参考　《轻松学习心电图》78、100页
《轻松应用心电图》269、365页

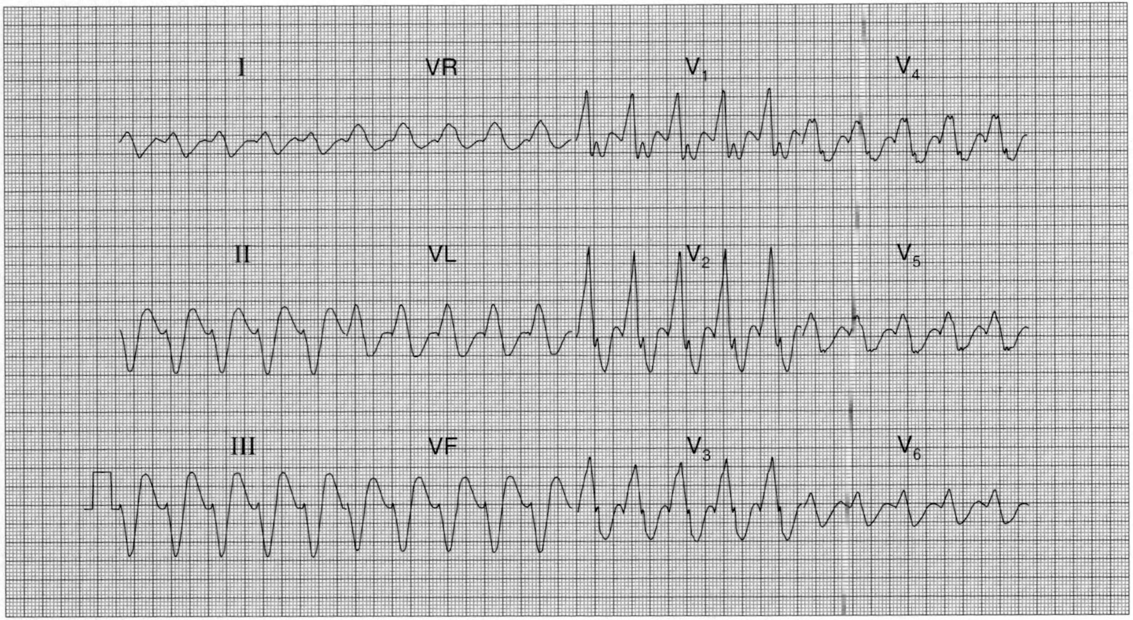

图 93 患者男，60 岁，除劳累时轻度气短外无其他不适，主要因突发肺水肿收住院，患者无胸痛。试问心脏节律如何，如何治疗？

图93答案与讨论

心电图特点

- 宽QRS波，心率130次/分
- 未见P波
- 电轴左偏
- QRS波时限200ms
- QRS波显示右束支阻滞
- 胸前导联QRS波不一致

临床解释

极宽的QRS波和电轴左偏提示室性心动过速。但是胸前导联QRS波主波方向不一致（$V_1 \sim V_4$导联主波向上，$V_5 \sim V_6$导联主波向下）和右束支阻滞（V_1导联次R波高于R波）提示室上性节律伴束支阻滞。与窦性心律时的心电图比较是惟一可以确定该节律的方法。

评　注

如果患者有肺水肿，应立即进行直流电复律的准备，在等待过程中应该给予二醋吗啡、静脉用利尿剂和利多卡因或静脉用胺碘酮。下图为复律后的心电图。

诊　断 ★★

宽QRS波性心动过速，起源不确定。

参考　《轻松学习心电图》75页
《轻松应用心电图》173页

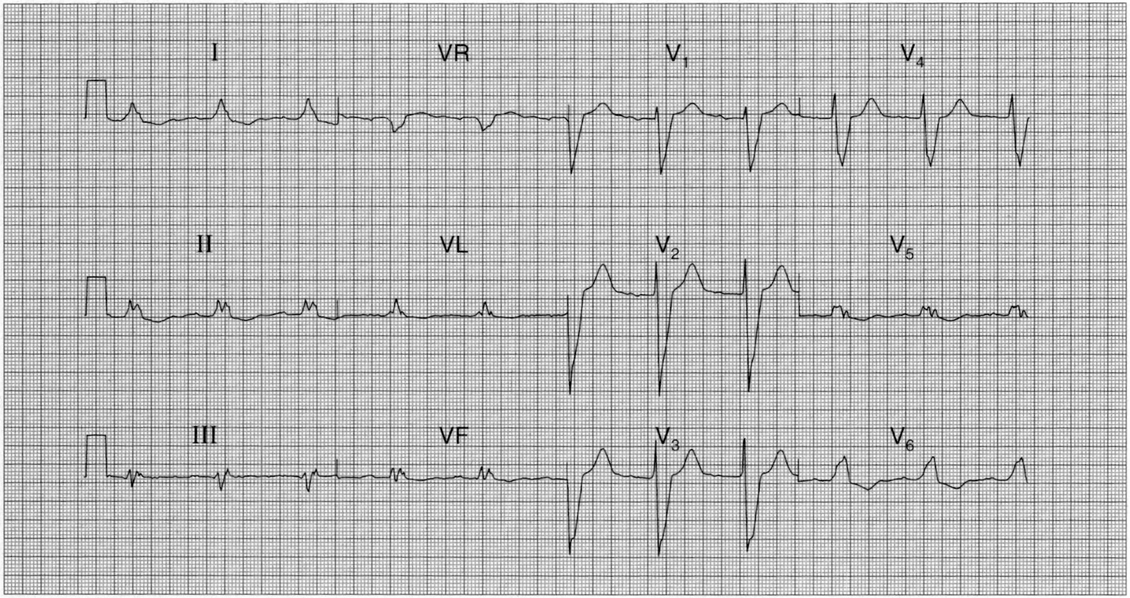

图 94 该心电图为上图中患者复律后所记录。入院后肌钙蛋白水平始终正常，故可排除急性心肌梗死。试问心电图如何诊断，基础疾病如何？

图 94 答案与讨论

心电图特点

- 窦性心律
- 一度房室阻滞（PR 间期 220ms）
- 电轴正常
- 宽 QRS 波（时限 200ms）
- 左束支阻滞

临床解释

与上图比较，心动过速时电轴和 QRS 波形态改变，故宽 QRS 波心动过速几乎可以肯定是室性的。本图又证明患者有传导系统病变，一度房室阻滞和左束支阻滞。因为其无胸痛，所以诊断可能是扩张性心肌病。

评　注

如果应用血管紧张素转换酶抑制剂和胺碘酮治疗后患者仍有室速发作，那么需要植入 ICD。

诊　断 ★★

一度房室阻滞，左束支阻滞。

参考 《轻松学习心电图》30、39 页
《轻松应用心电图》113 页

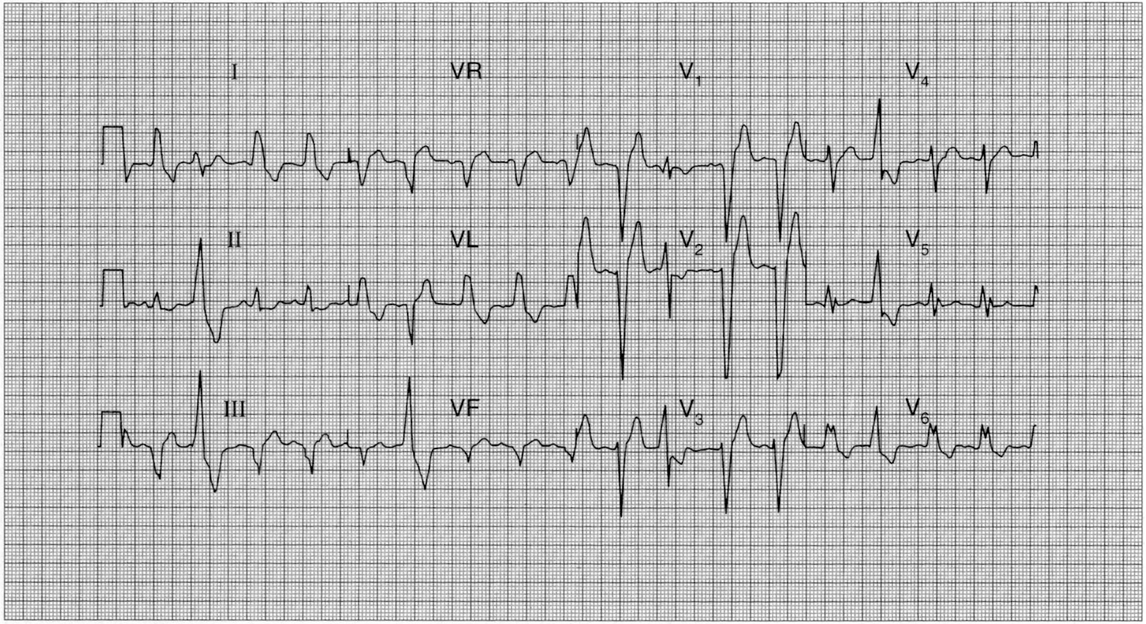

图 95 患者男，50 岁，因心肌梗死样胸痛 2 小时收住院。6 个月前患者心电图正常。该心电图提示什么，如何处理？

图 95 答案与讨论

心电图特点

- 窦性心律
- 电轴正常
- 室性期前收缩
- 左束支阻滞

临床解释

室性期前收缩可以确定，因为其形态与左束支阻滞不同，而且 QRS 波前无 P 波。左束支阻滞掩盖了其他异常，可能有心肌梗死。

评　注

左束支阻滞显然是在过去 6 个月中发生的，病史提示为心肌梗死。如果没有禁忌证，可以给予溶栓药。室性期前收缩不必治疗。

诊　断 ★★★

窦性心律，左束支阻滞，室性期前收缩。

参考　《轻松学习心电图》39、64 页
《轻松应用心电图》259 页

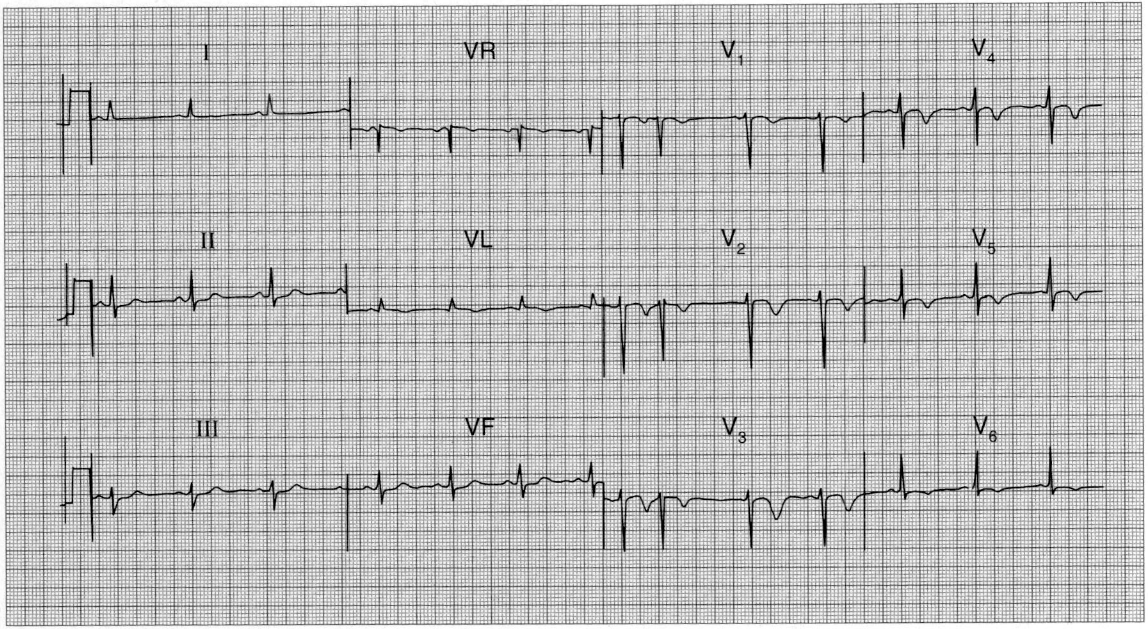

图 96 患者男，50 岁，主因胸痛 1 小时急诊收住院。到急诊时胸痛已缓解，查体无异常。试问该心电图提示什么，如何处理？

图 96 答案与讨论

心电图特点

- 窦性心律，有1个室上性期前收缩（V_1导联似乎有1个异常的P波，所以期前收缩应该是房性的）
- 电轴正常
- QRS波正常
- VL、V_1～V_6导联T波倒置

临床解释

许多原因可引起T波倒置，任何时候都应将心电图作为全部临床检查的一部分来进行解释。该患者的病史提示心肌梗死，心电图符合急性前壁心肌梗死特征。

评　注

即使危险较小，也没有非Q波性梗死溶栓获益的证据。尽管患者目前无症状，但应该住院观察。与Q波心肌梗死相比，以后3个月再梗死的可能性较高，需要进一步检查。

诊　断

前侧壁非Q波心肌梗死。

参考　《轻松学习心电图》104页
《轻松应用心电图》266页

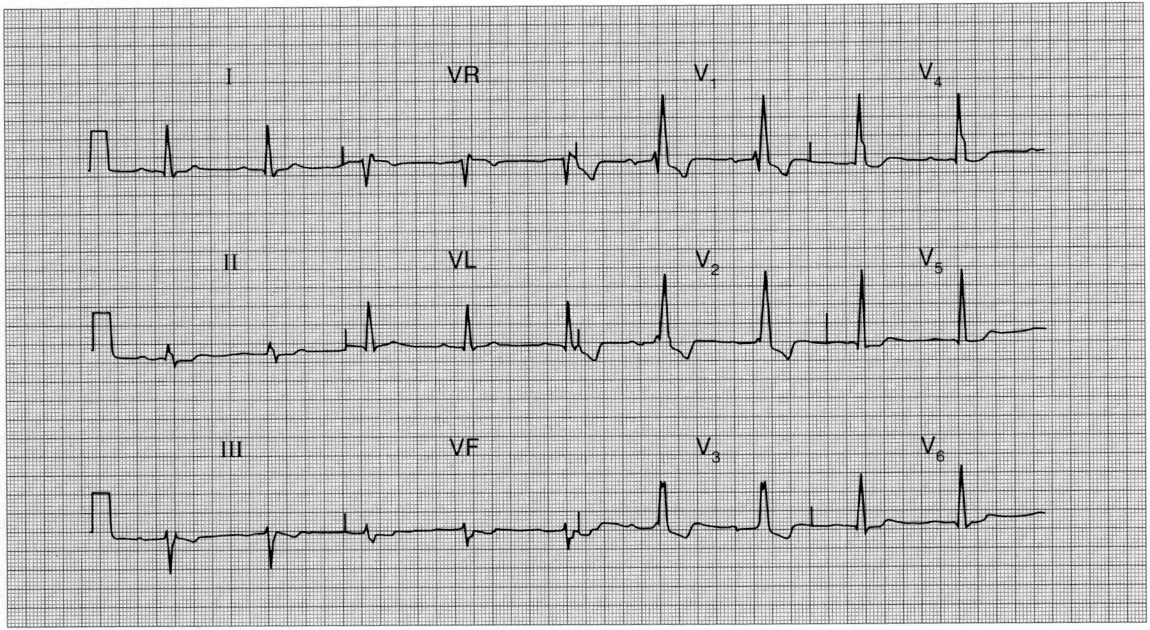

图 97 患者男，65 岁，常规术前检查所作的心电图，无心血管症状，心脏临床检查无异常。该心电图提示了什么，哪些处理是必须的？

图97答案与讨论

心电图特点

- 窦性心律
- 一度房室阻滞（PR间期280ms）
- 电轴正常
- 右束支阻滞

临床解释

一度房室阻滞表明除了右束支完全阻滞外，还有希氏束或左束支传导延缓。

评　注

该患者的危险在于将会发生完全性房室阻滞，尽管目前的状况可能会维持较长时间。目前肯定不需要进行紧急治疗，但是许多心脏病专家建议植入永久性起搏器。其他治疗无益。应该考虑患者有原发孔房间隔缺损的可能性。

诊　断 ★

窦性心律，一度房室阻滞，右束支阻滞。

参考 《轻松学习心电图》30页
《轻松应用心电图》18、138页

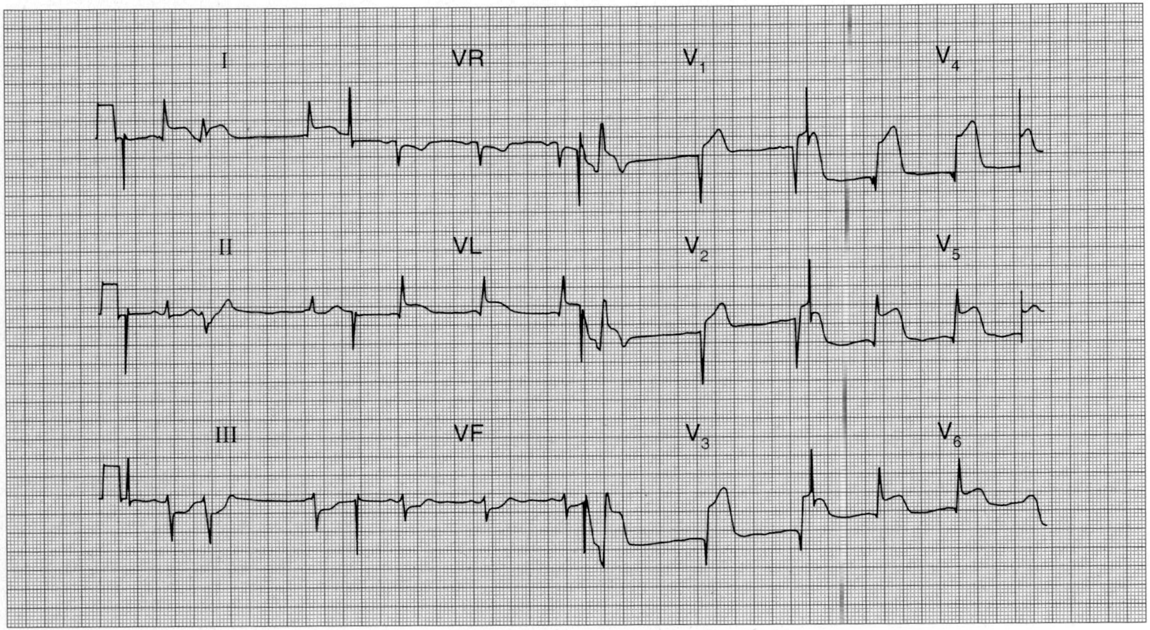

图 98 患者男，50 岁，严重胸痛 1 小时。试问该心电图提示什么，如何处理？

图98答案与讨论

心电图特点

- 窦性心律，有1次室性期前收缩
- 电轴正常
- $V_3 \sim V_5$导联病理性Q波
- I、VL、$V_3 \sim V_6$导联ST段抬高
- Ⅲ、VF导联ST段下移

临床解释

室性期前收缩伴急性前侧壁心肌梗死

评　注

应即刻给予患者二醋吗啡和阿司匹林，尽早溶栓。不必治疗期前收缩。

诊　断

急性前侧壁心肌梗死，室性期前收缩。

参考　《轻松学习心电图》98页
《轻松应用心电图》242页

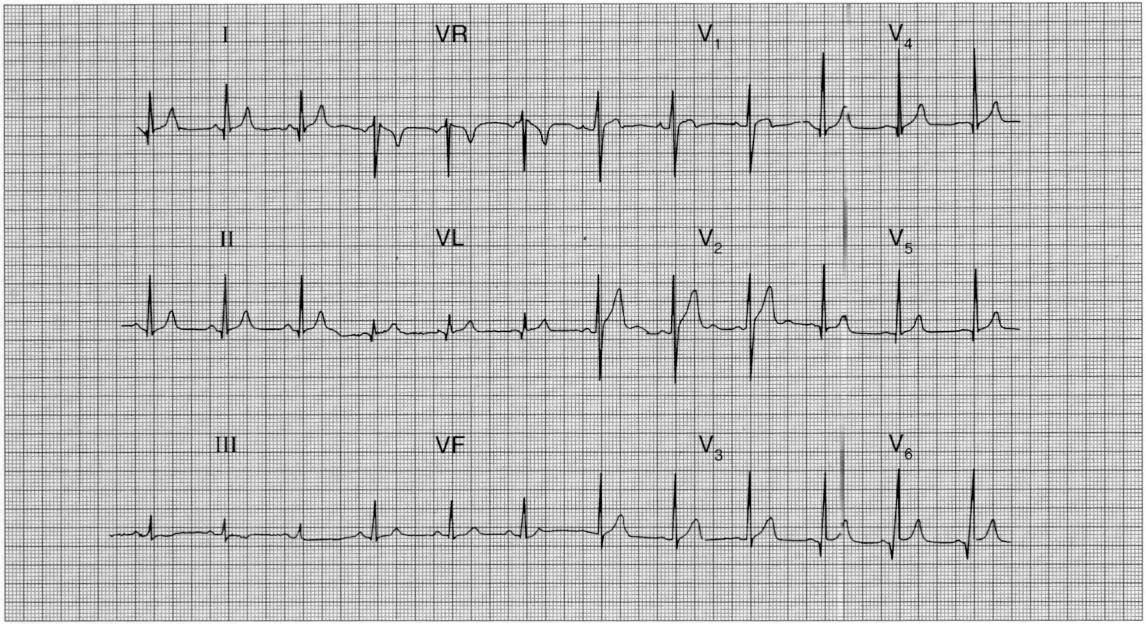

图99 患者男，30岁，主诉胸痛，疼痛似乎不是心源性的，体格检查正常。可以给该患者颁发商业性驾驶执照吗？

图99答案与讨论

心电图特点

- 窦性心律
- 电轴正常
- 可见q波，在Ⅰ、Ⅱ、$V_4 \sim V_6$导联特别明显
- 其他导联QRS波正常
- Ⅲ导联T波倒置，但aVF导联正常

临床解释

这些q波较深，但时程只有40ms，在侧壁导联较为明显。这种q波代表间隔除极，不是陈旧性心肌梗死。T波在Ⅲ导联倒置而aVF导联正常是一种正常变异。

评　注

心电图正常，如果没有其他心脏病证据，可以给该患者颁发商业性驾照。如果有疑问可进行运动试验。

诊　断 ★★

正常心电图。

参考　《轻松应用心电图》89页

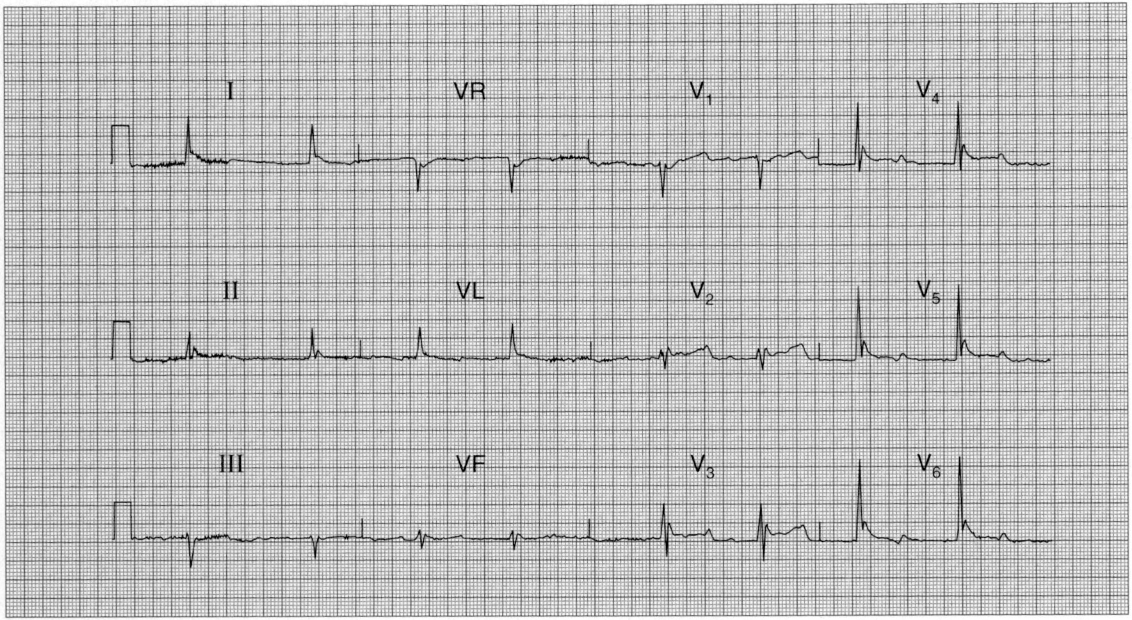

图 100 患者女，80 岁，卒中引起意识丧失，试分析此病例。

图 100 答案与讨论

心电图特点

- 心房颤动伴心室率 50 次 / 分
- QRS 波时限延长到 160ms
- J 波明显，在 $V_3 \sim V_6$ 导联最清楚
- 广泛而非特异性的 ST–T 改变

临床解释

患者的心房颤动与其发生的脑卒中可以有或没有关系。她可能有脑栓塞，或同时有冠心病和脑血管疾病。缓慢的心室率及J波提示存在低温状态，而其身体中心的温度为 25℃。低温患者很少能在心电图记录到 J 波，因为此时患者寒战而引起很多人工伪差。而本例患者由于体温太低，以致未发生寒战。本例病人最终死亡。

诊 断 ★★★

心房颤动及低温。

参考 《轻松学习心电图》351 页

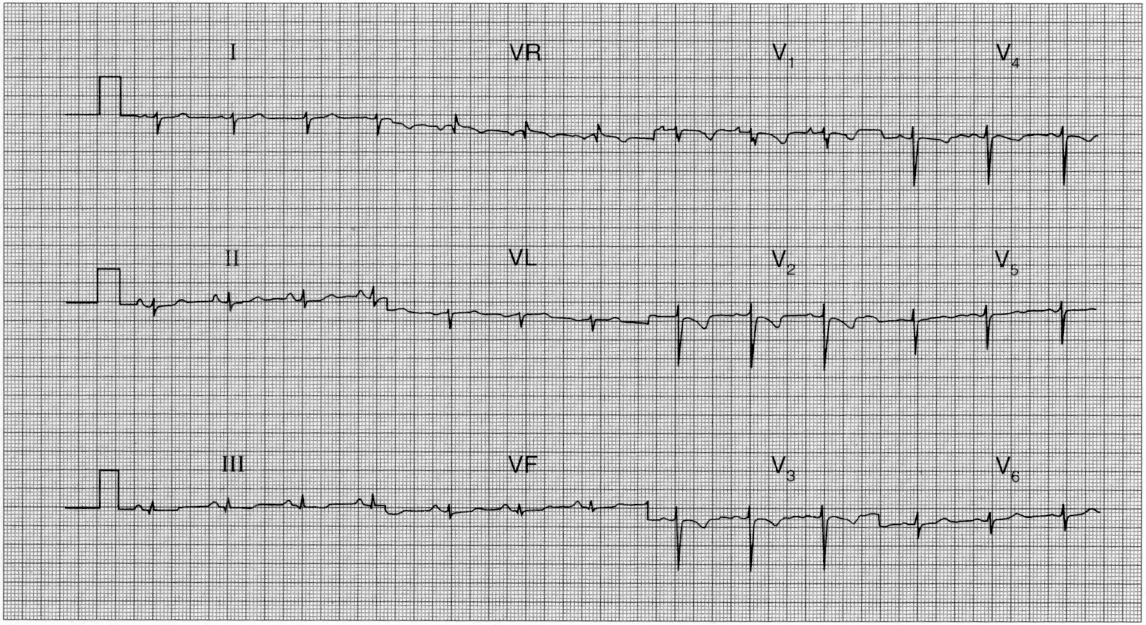

图 101 患者女，32 岁，曾正常妊娠并于 3 个月前分娩。本次因用力时气短和头晕就医，无胸痛病史。本例心电图对其诊断与治疗有何帮助？

图 101 答案与讨论

心电图特点

- 窦性心律
- 电轴右偏
- 除 V_6 导联有深 S 波外，QRS 波正常
- $V_1 \sim V_4$ 导联 T 波倒置

临床解释

电轴右偏，V_6 导联QRS波有深S波（顺钟向转位）以及胸前导联T波倒置，这些都是明显右室肥厚的心电图特征；惟一不符合右室肥厚的是 V_1 导联QRS波没有出现显著的R波。请注意：T波倒置在 V_1 导联最深，在 $V_2 \sim V_4$ 导联，T波倒置逐渐变浅。

评　注

结合前3个月有分娩史，心电图表现为右室肥厚，几乎可以肯定患者发生了多发性小的肺栓塞并引起肺动脉高压。应当做肺扫描确定这一诊断。该患者需要立即给予抗凝治疗。

诊　断 ★★

右心室肥厚。

参考　《轻松学习心电图》91、115 页
《轻松应用心电图》289 页

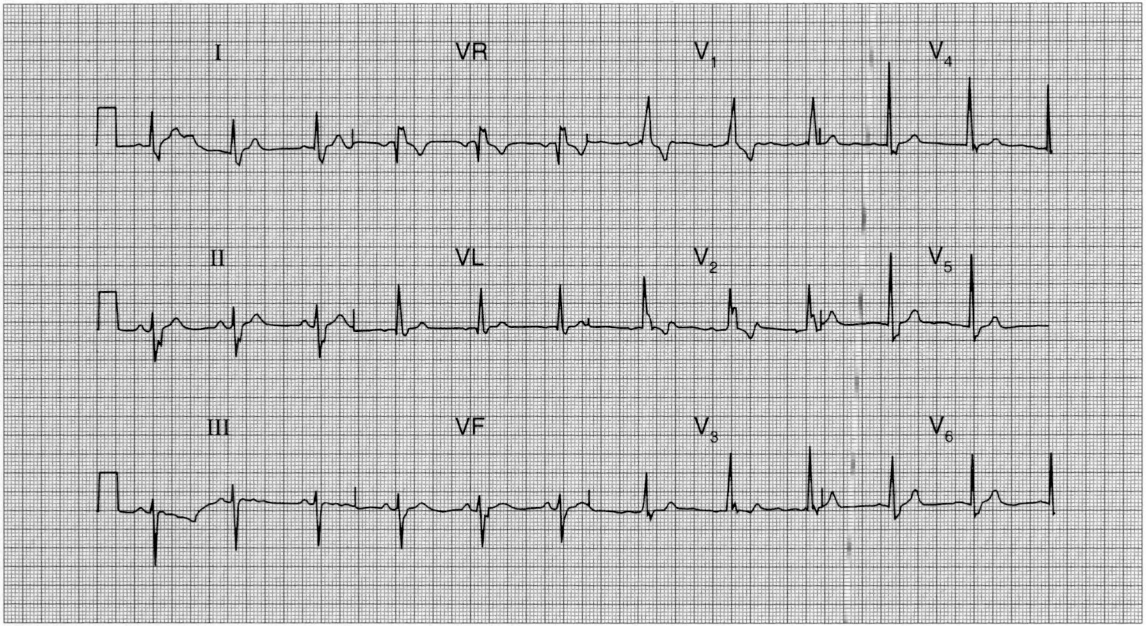

图 102 患者男，60 岁，常规体检记录本例心电图。请问本图特点及有何建议？

图 102 答案与讨论

心电图特点

- 窦性心律
- PR 间期正常
- 电轴左偏
- 右束支阻滞

临床解释

右束支阻滞伴电轴左偏（左前分支阻滞，是左束支的前分支阻滞所致），这种情况称为双分支阻滞。房室的传导通过左束支的后分支完成。

评　注

左前分支阻滞伴右束支阻滞可能逐渐发展为完全性传导阻滞，但相当少见。英国实践标准的处理意见认为不伴有症状时暂不需要植入永久性人工心脏起搏器。

诊　断 ★★

电轴左偏伴右束支阻滞，也称为双分支阻滞。

参考　《轻松学习心电图》50 页
《轻松应用心电图》141、146 页

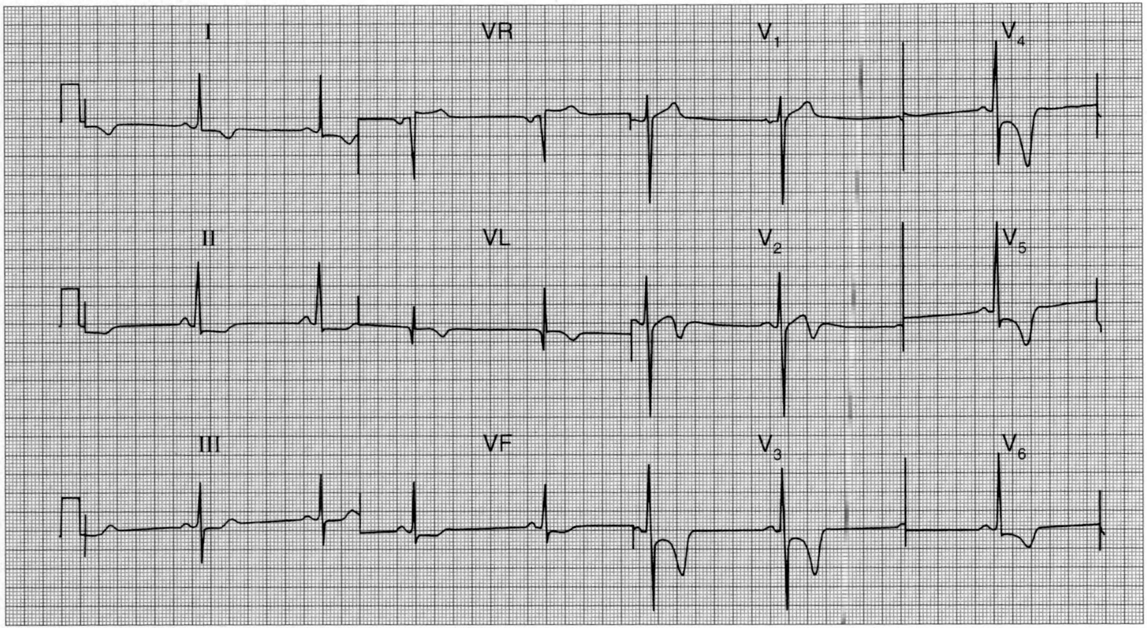

图 103 患者男，25 岁，职业运动员，常规健康检查记录的心电图，体检正常。本图有何特点？有何建议？

图 103 答案与讨论

心电图特点

- 窦性心律
- 电轴正常
- 除在 aVL 导联可见一窄的 q 波外，QRS 波正常
- 在 I 、aVL、V_2～V_6 导联有明显的 T 波倒置

临床解释

本图如果是一位主诉急性胸痛的中年患者的心电图，则可诊断前壁非Q波性心肌梗死，或可能是早期侧壁Q波性心肌梗死。运动员心电图因生理性左室肥厚，可有 ST 段及 T 波改变。但是在本图中，这种程度的前间壁T波倒置出现在健康年轻人，几乎肯定是肥厚性心肌病所致。

评　注

应进一步做超声心动图检查，以进一步确定诊断。动态心电图检查将能提示患者是否存在室性心律失常。患者绝不能再进行竞争性运动，他的近亲也应当做相应的检查。

诊　断 ★★

可能是肥厚性心肌病。

参考　《轻松应用心电图》117、120 页

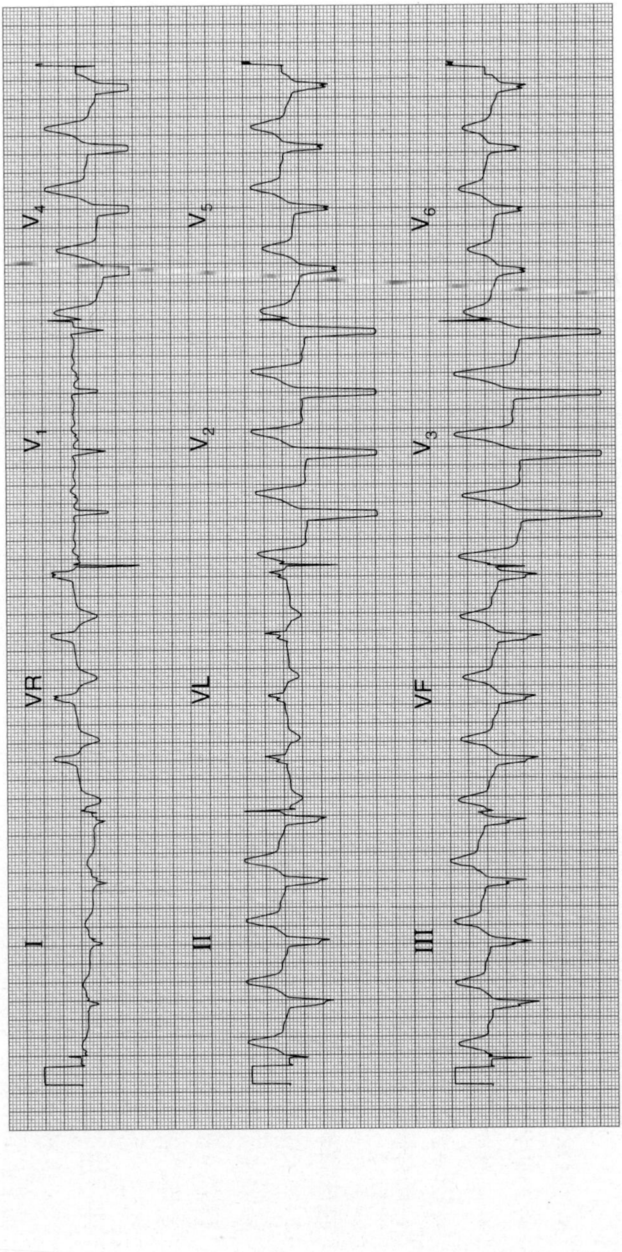

图 104 患者男，45 岁，因心肌梗死住冠心病监护病房，病情恢复很好。本图显示何种心律？应如何分析？

图 104 答案与讨论

心电图特点

- 宽 QRS 波心律，心率 90 次 / 分
- 未见 P 波
- 电轴明显左偏
- QRS 波宽 160ms
- 所有胸前导联的 QRS 波的主波均为负向波

临床解释

本例心电图为室性心动过速。如果其室率快，则诊断室速无困难，本图的心室率较慢，因而这种心律失常被称为慢室速（slow VT），实际是一个加速的、自主性室性心律。

评　注

这种心律在急性心肌梗死病人中十分常见，实际在正常人的动态心电图记录中也并不少见。这种心律从不引起临床上的不良后果，不要试图去治疗这种心律失常，因为任何抑制逸搏性心律的治疗都能导致某种危险的心动过缓。

诊　断　★★★

加速性、自主性室性心律。

参考　《轻松学习心电图》62 页
《轻松应用心电图》35、36 页

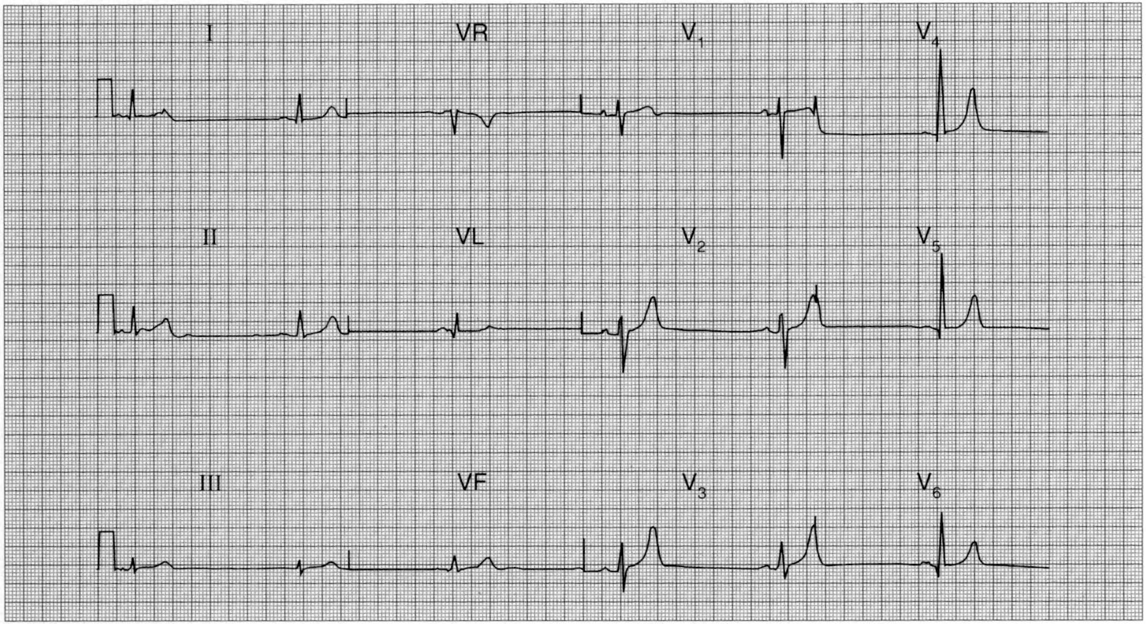

图 105 患者男，50 岁，有高血压病，无其他异常。尽管图中有 4 种可能的“异常”表现，实际上这幅心电图是正常的吗？

图 105 答案与讨论

心电图特点

- 窦性心律，心率 34 次 / 分
- 电轴正常
- P 波双峰，侧壁导联最明显
- 侧壁导联存在窄而低幅的 q 波
- QRS 波正常
- T 波高尖

临床解释

窦性心动过缓可能由于身体的适应性、迷走神经张力过高或黏液性水肿所致。对于高血压病人，有可能是应用β受体阻滞剂后的反应。P波双峰提示左房肥大（即二尖瓣型P波），但也可能属于正常。侧壁的Q波属于正常范围，代表间隔部除极波。高尖T波可能由高血钾引起，但更多的时候属于一种正常变异。

评 注

应当测定血清钾，排除高钾血症。

诊 断 ★★

正常心电图。

参考 《轻松应用心电图》80、96 页

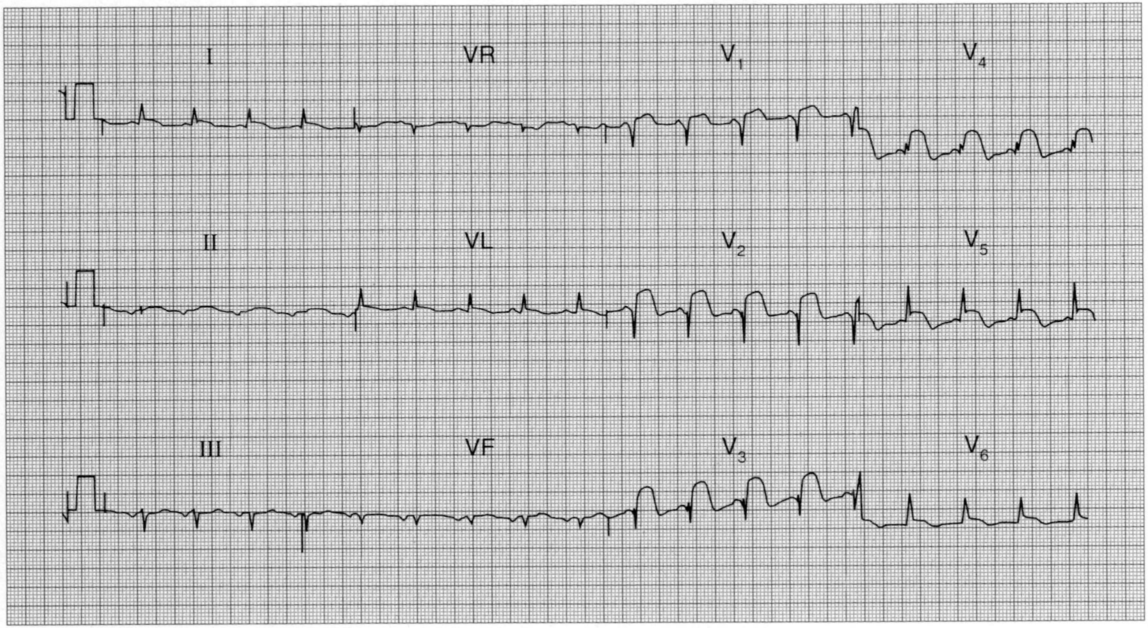

图 106 患者男，48 岁，因严重胸痛 24 小时就医，就诊时胸痛已消失，但有气短。试问本图的诊断及患者需要的治疗？

图106答案与讨论

心电图特点

- 窦性心律
- 电轴正常
- QRS 波正常
- Ⅰ、aVL、V_2～V_6 导联 ST 段抬高

临床解释

本图具有典型的急性前侧壁心肌梗死的心电图表现。

评 注

因病人胸痛时间已超过24小时，所以溶栓治疗已不必要。气短提示患者可能已发生左心衰竭。患者必须住院治疗，应当给予利尿剂，必要时可静脉给予硝酸脂类药物以扩张血管，减轻心脏负荷。病人需长期应用血管紧张素转换酶抑制剂治疗，开始应用的最佳时间尚有争议，但应在2～3天内开始。为预防发生再次心肌梗死，患者也需要长期服用阿司匹林治疗。

诊 断 ★

急性前侧壁心肌梗死。

参考 《轻松学习心电图》98页
《轻松应用心电图》242、244页

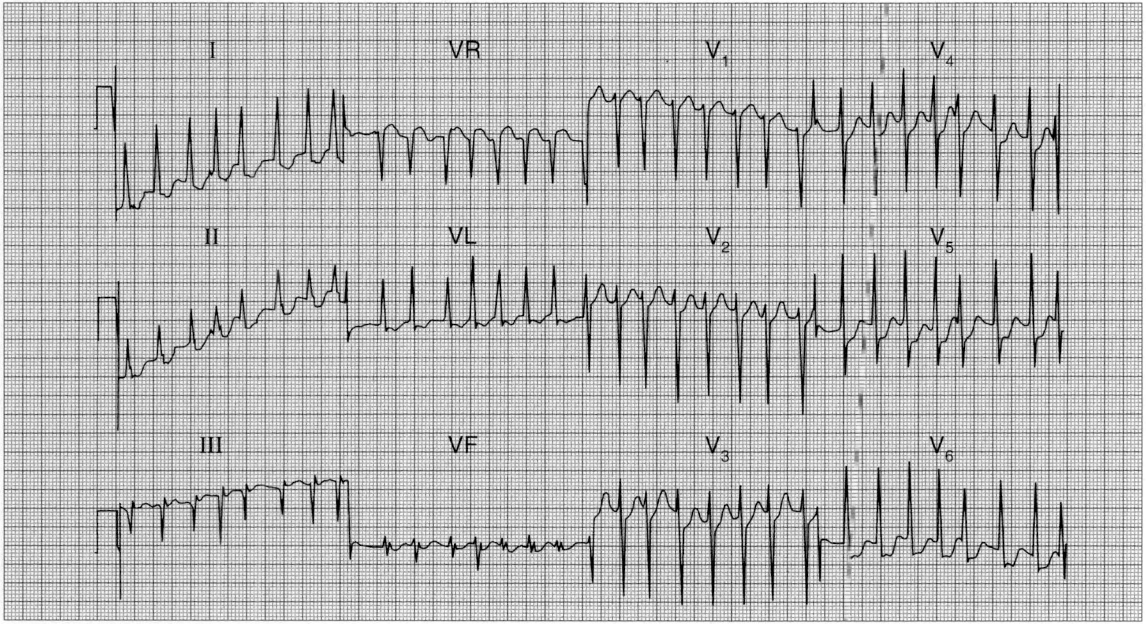

图 107 患者女，50 岁，因突发心悸和气短就医。本图有哪些异常？引起心电图异常的可能原因是什么？

图 107 答案与讨论

心电图特点

- 心房颤动
- 室率高达 200 次 / 分，而且不规则
- 电轴正常
- Rv_6+Sv_2 >35mm，提示左室肥厚
- 除 aVF 导联 QRS 波呈 rSR′外，余 QRS 波正常
- V_4 ~ V_6 导联 ST 段下移，提示有心肌缺血
- T 波正常

临床解释

心房颤动，心室率未能控制，V_4 和 V_5 导联的心电图缺血表现提示极快的心室率可能引起了心肌缺血。

评　注

心肌缺血能够引起心房颤动，而快速的心室率本身也能引起心电图缺血样改变。对于一位 50 岁的女性患者，心肌缺血不像是原发病。要逐一排除很多病因，如风心病（特别是二尖瓣狭窄）、甲状腺功能亢进、酒精性心肌病以及其他形式的心肌病。必须立即应用利尿剂和硝酸脂类药物治疗心衰。对于快速的心室率，最好应用地高辛来控制，如果必要，可静脉给予地高辛。如果病人心衰严重，必要时应予直流电复律。但如果情况允许或可能，最好首先确定引起房颤的基本原因。应当牢记，心房颤动患者可能需要长期抗凝治疗。

诊　断 ★

心房颤动伴快速心室率及心电图缺血样改变。

参考　《轻松学习心电图》80、123 页
《轻松应用心电图》310 页

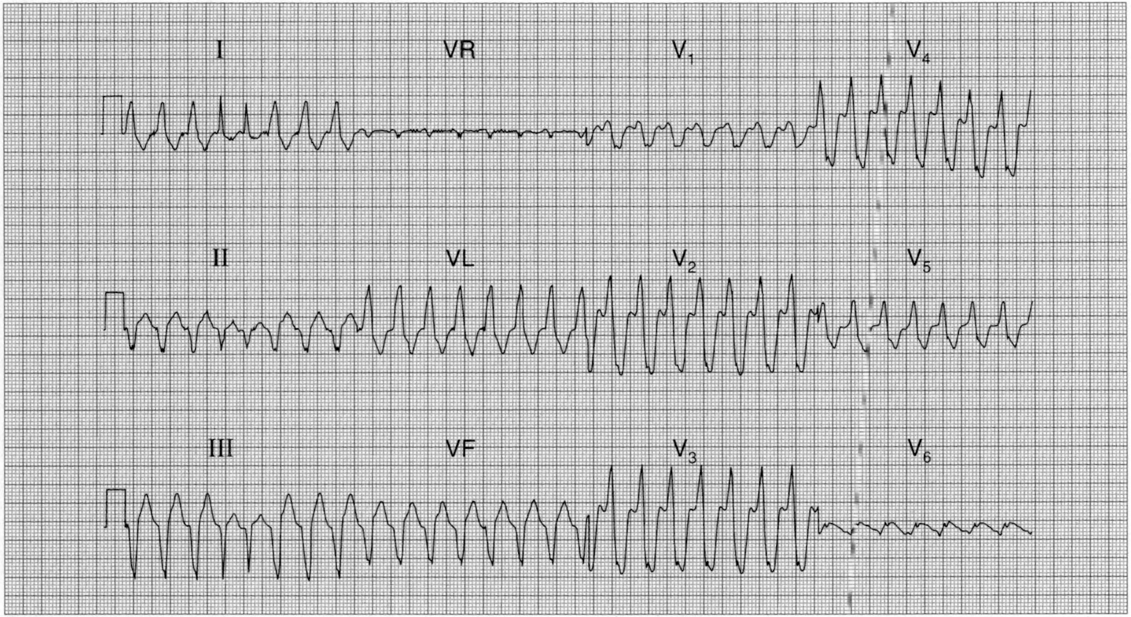

图 108 患者女，70 岁，因原因不明的心衰加重、虚脱、脉搏极快和低血压住院，本图为其心电图，后该心律自动恢复正常。试问本图的主导节律及其处理原则？

图 108 答案与讨论

心电图特点

- 宽 QRS 波性心动过速，心率约 180 次 / 分
- 未见 P 波
- 电轴右偏
- QRS 波时限 140ms
- 第 4 和第 5 个 QRS 波是窄的
- 尽管很难确定，但 QRS 波主波在胸前导联可能均向上

临床解释

宽 QRS 波性心动过速可以是室速、室上速伴束支阻滞或预激综合征引起的心动过速。目前我们尚无患者窦性心律时的心电图，而在确定上述几种可能中哪一种是正确诊断的过程中这恰恰总是最有用的线索。本图中 QRS 波并非太宽，它可以是室上起源的心动过速伴差异性传导，但其电轴左偏，又存在提示可能为室速的胸前导联 QRS 波主波一致性的特征。关键的诊断线索与依据是记录刚开始之时的 2 个窄的 QRS 波。其轻度提前，可能是窦性夺获引起的，这提示为一次较早的室上性激动通过正常传导系统下传。根据这些资料，宽 QRS 波心动过速可能是室速引起的。

评 注

对于老年患者伴有的心衰，与其他的病因相比，缺血性心脏病的可能性更大，但必须考虑所有可能导致心衰的病因。突发的心律紊乱可以由心肌梗死引起，肺栓塞也能引起突发性心律失常，但这些心律紊乱更多见室上性的，而不是室性的。需要注意的另一个重要问题是心律失常的发生是否与病人接受的治疗有关，或电解质紊乱，或病人正在服用的药物产生了致心律失常作用。

诊 断 ★★★

室性心动过速。

参考 《轻松学习心电图》75 页
《轻松应用心电图》192 页

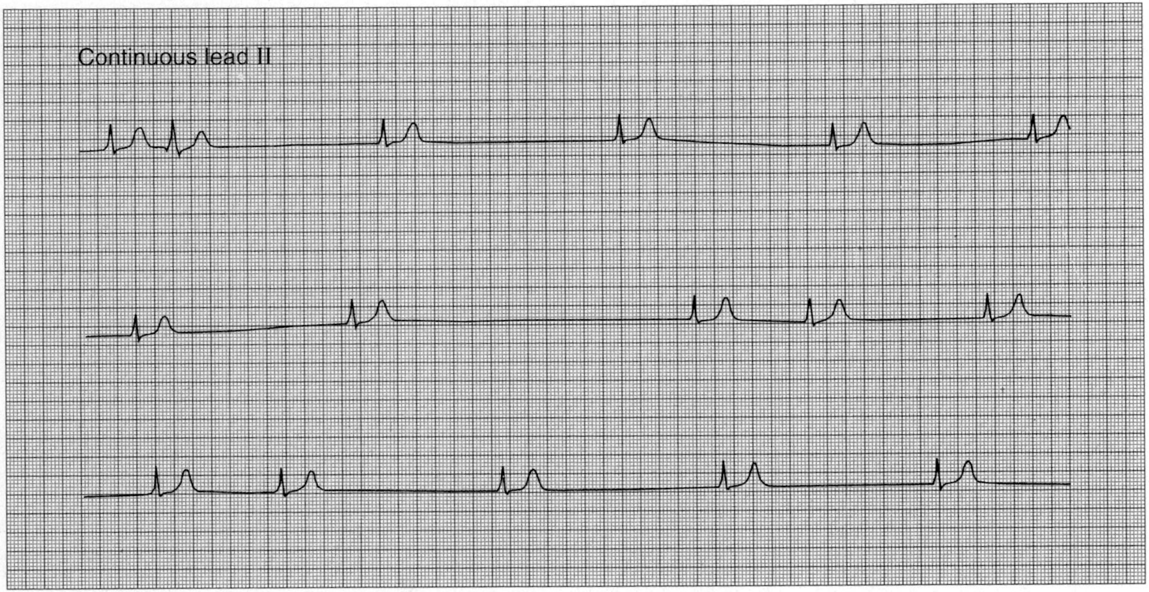

患者男，25 岁，三条心电图为连续记录。主诉发作性的快而不规律的心悸，伴有气短及头晕。体检除发现脉搏慢而不规则外，余未见异常。除本图之外，其他心电图正常。试问本图的诊断与相应治疗？

图 109 答案与讨论

心电图特点

- QRS 波频率不同
- 未见 P 波
- 没有提示心房颤动的不规则基线
- 除能查明的心律紊乱外，QRS 和 T 波正常

临床解释

这是一例“病态窦房结综合征”或“窦房病”的心电图，心电图表现为“心房静止”伴有各种交界性逸搏心律。患者所述的心悸可能系阵发性室上性心动过速引起，因而患者可能有快－慢综合征，是变异性窦房病。

评　注

进行动态心电图检查将有助于证实患者心悸的原因。即使患者的心动过缓不伴症状，也需植入永久性人工心脏起搏器，因为应用抗心律失常药物治疗心动过速时可能使心动过缓恶化。

诊　断 ★★★

窦房病伴有心房静止和交界性逸搏。

参考　《轻松应用心电图》205 页

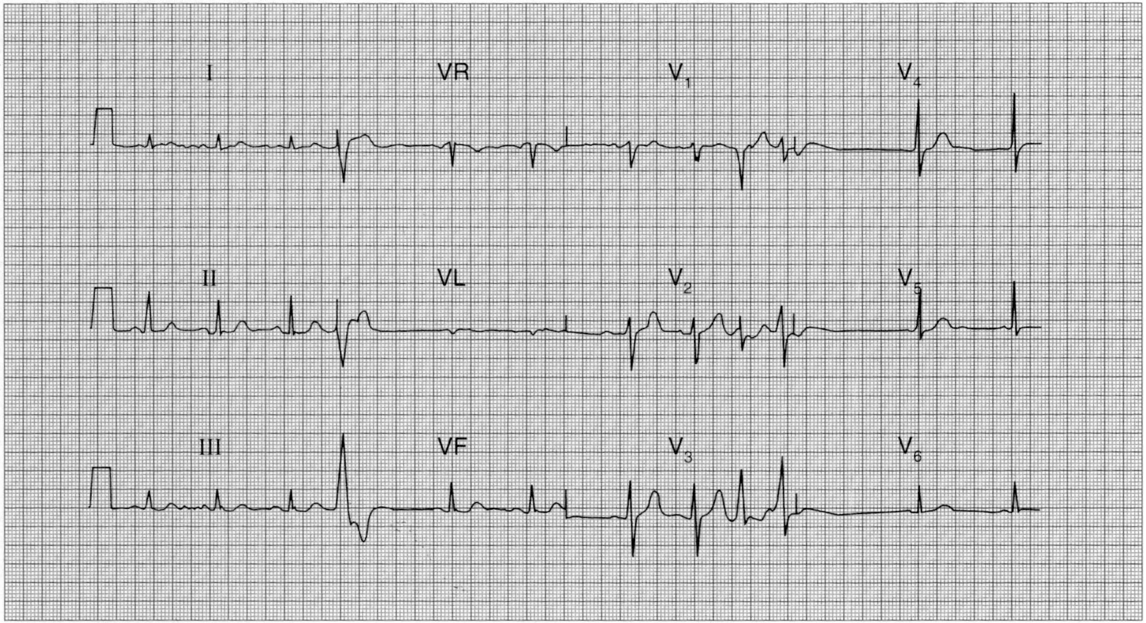

图 110 患者男，80 岁，外科手术前常规检查记录本例心电图。试问本图的诊断及对外科医生有何提示？

图 110 答案与讨论

心电图特点

- 窦性心律伴室性期前收缩
- 有两种形态的室性期前收缩，V_3 导联最清楚
- 电轴正常
- QRS 波正常
- ST 段和 T 波正常

临床解释

窦性心律伴多源性室性期前收缩，除此，其他方面正常。

评　注

在大的病人样本中，室性期前收缩与各种心脏病相关。就个人来说，室性期前收缩可以发生在心脏绝对正常的人体。应当了解，所有人在不同时间都会有期前收缩。随着年龄的增加，室性期前收缩将越来越常见。本例患者 80 岁高龄，无提示心血管疾病的临床症状和体征。对其来说，室性期前收缩无任何临床意义，不影响病人的手术适应证，而且也不需要针对室性期前收缩进行治疗。

诊　断 ★

窦性心律伴多源性室性期前收缩。

参考　《轻松学习心电图》64 页
《轻松应用心电图》106 页

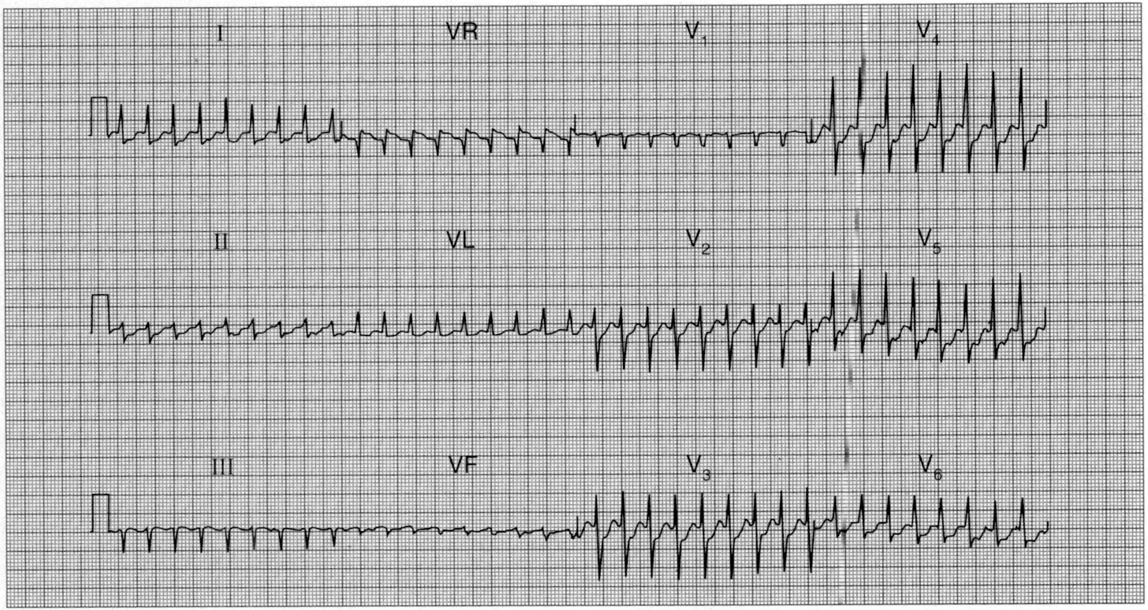

图 111 患者男，50 岁，因胸痛急诊入院，其未意识到有快速性心律。他的几次胸痛严重发作几乎都是心脏缺血引起的，但发作性疼痛与用力无明确关系。记录本图后不久，其心率突然减慢，心电图变为正常。试问本心电图诊断及需要如何治疗？

图 111 答案与讨论

心电图特点

- 窄 QRS 波心动过速，心率达 200 次 / 分以上
- 未见 P 波
- 电轴正常
- QRS 波正常
- ST 段水平型下移，在 V_4 导联最明显

临床解释

不伴有P波的窄QRS波性心动过速：房室折返（房室结折返）性心动过速。缺血性 ST 段下移与其疼痛症状相关。

评　注

并非所有 PSVT（室上性心动过速）患者均述心悸。本例患者反复发作性胸痛与这一心律失常呈因果关系。患者应当了解如何用刺激迷走神经的方法来终止室上性心动过速，如果需要，还可以服用药物来预防发作，并且首选 β 受体阻滞剂或钙拮抗剂。应当做以消融旁道为目的的心脏电生理检查。

诊　断 ★

伴缺血症状的房室结折返性心动过速。

参考　《轻松学习心电图》72、102 页
《轻松应用心电图》44 页

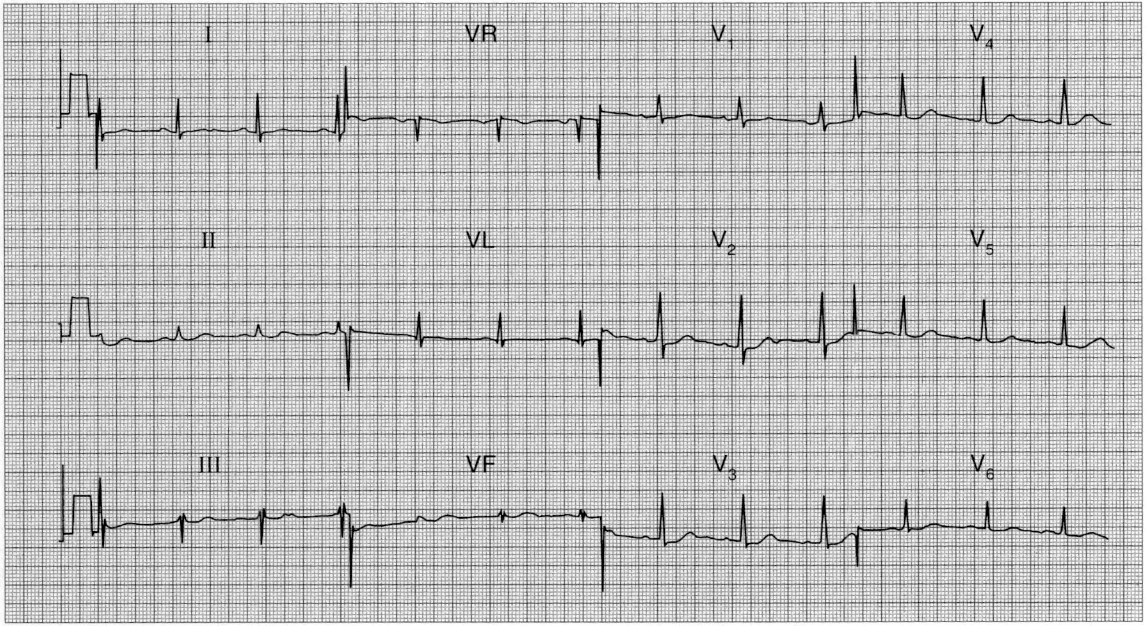

图 112 患者男，40 岁，因 3 周前有心肌梗死病史而门诊就医。各种检查未见异常。对本例心电图有两种可能的解释，但其中只有一种能够解释其病史。试问本例心电图最可能的诊断？

图 112 答案与讨论

心电图特点

- 窦性心律
- 电轴正常
- V_1 导联的 QRS 波以 R 波为主
- 在 I 和 aVL 导联存在非特异性的 T 波低平

临床解释

在 V_1 导联出现以 R 波为主的 QRS 波时，最常见的原因有两种，一是右室肥厚，但本心电图没有右室肥厚时的电轴右偏、$V_1 \sim V_3$ 导联的 T 波倒置等其他心电图表现。而另一种常见原因是正后壁心肌梗死，这一诊断也能解释 3 周前的胸痛病史。

评 注

进一步证实或排除肺栓塞十分重要。为证实患者不是无临床表现的右室肥厚，应当做必要的检查，包括拍摄胸部 X 线侧位片，检查超声心动图也会有帮助。

诊 断 ★★

可能为正后壁心肌梗死。

参考 《轻松学习心电图》96 页
《轻松应用心电图》250 页

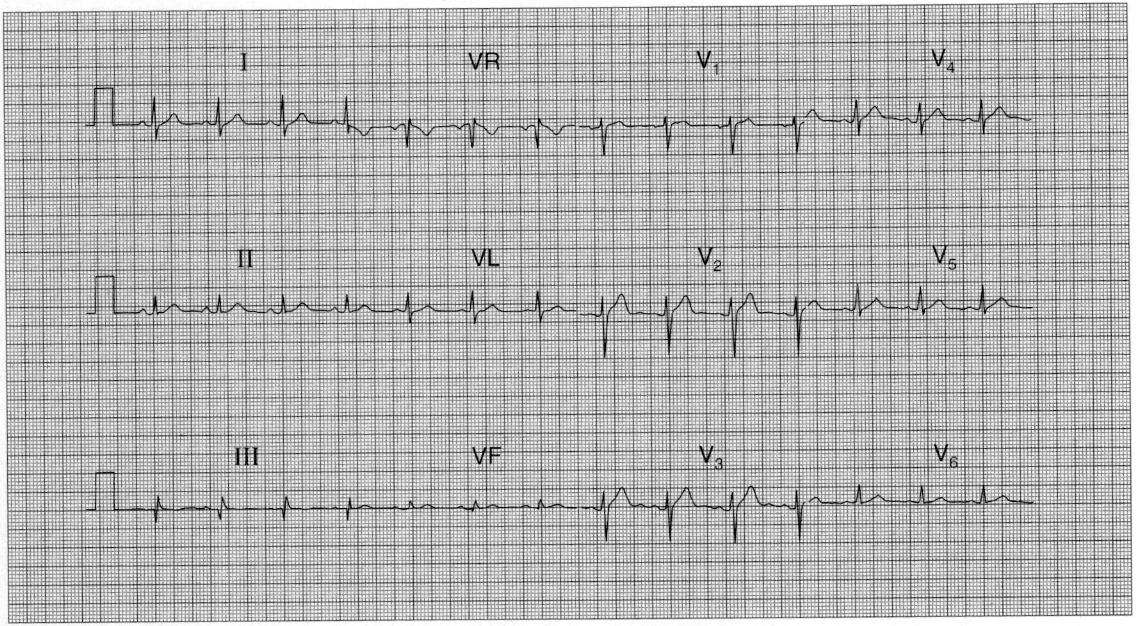

患者男，60 岁，无任何症状，因申请飞机驾驶执照而做心电图。试问该心电图正常吗？如何让签发执照人员接受这一意见？

图 113 答案与讨论

心电图特点

- 窦性心律
- 传导正常
- 电轴正常
- Ⅲ导联有 Q 波，但 aVF 导联没有

临床解释

本图Ⅲ导联可见 Q 波和 T 波倒置，但在 aVF 导联没有这些表现，因此属于正常变异。如果让病人深吸气时再做Ⅲ导联心电图，如右边图一样，Q 波可能消失，心电图完全正常。

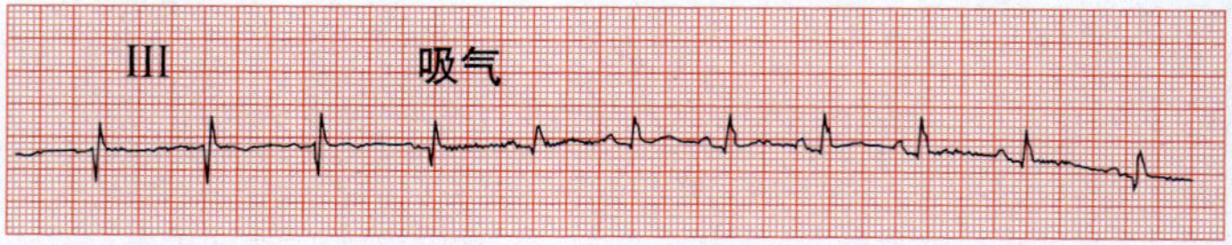

诊　断 ★★

正常心电图。

参考　《轻松应用心电图》80 页

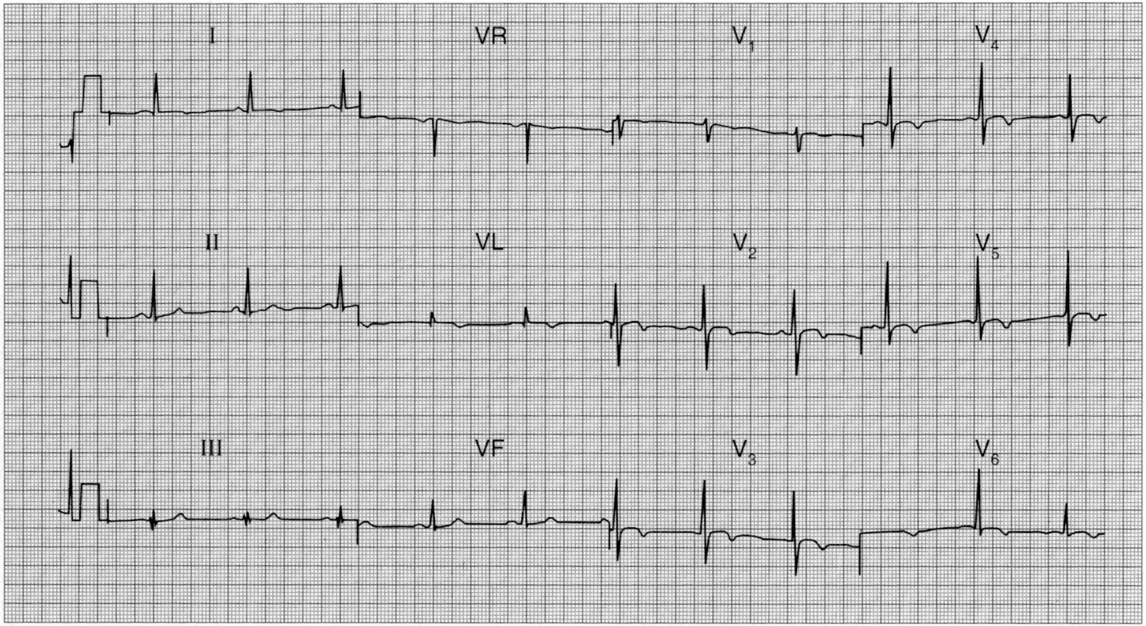

图 114 患者女，黑人，55 岁，主诉胸痛数年，曾因非特征性缺血性胸痛住院（持续性胸痛）。试问应如何分析该患者的情况？

图 114 答案与讨论

心电图特点

- 窦性心律
- 电轴正常
- QRS 波正常
- Ⅰ、aVL、$V_2 \sim V_6$ 导联 T 波倒置

临床解释

结合病史，本例心电图首先诊断非 Q 波性前侧壁心肌梗死，但 T 波异常在黑人属正常现象，因此该心电图可能是正常的。

评　注

当心肌酶学正常时，可排除心肌梗死的诊断。该患者已做了运动试验心电图，但因气短而终止，心电图无其他改变，冠状动脉造影完全正常。

诊　断 ★★★

广泛的 T 波异常，对黑人来说是正常的。

参考　《轻松学习心电图》117 页
《轻松应用心电图》90 页

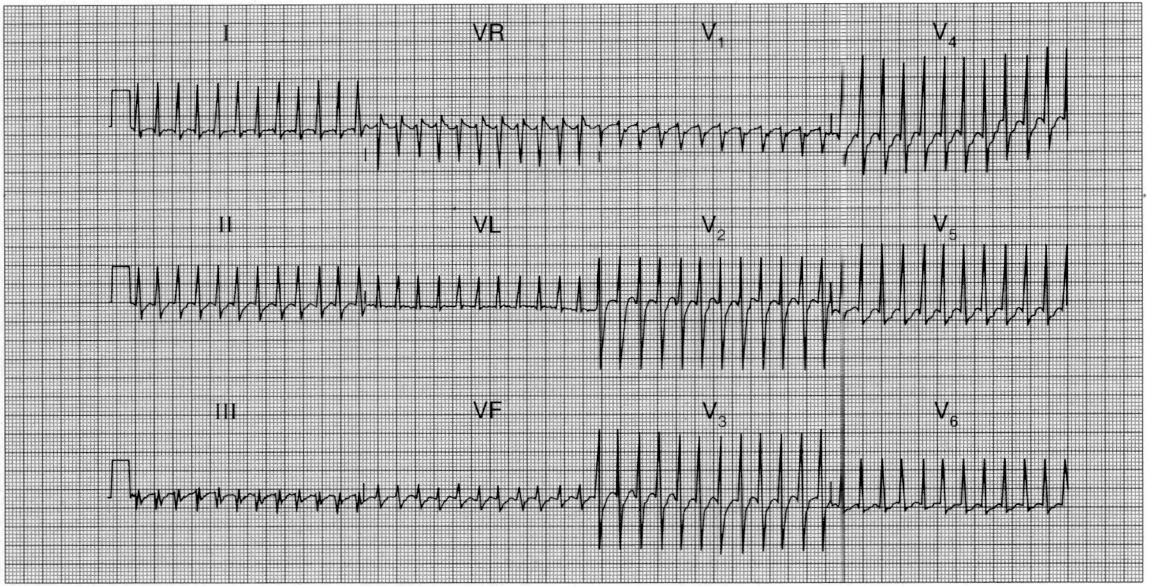

图 115 患者男，50 岁，主诉近几年有发作性头晕和心悸，本次因工作时虚脱而来急诊室就诊，就诊时全身湿冷，心率很快，血压测不到，有左心衰竭的体征。本图为就医时的心电图。试问心电图诊断及其处理？

图115答案与讨论

心电图特点

- 窄QRS波性心动过速，心率300次/分
- 未见明确的P波
- QRS波正常
- V_5导联ST段水平型下移

临床解释

规律的窄QRS波性心动过速，心率高达300次/分。该心动过速可能为1∶1传导的心房扑动（即每次心房激动都能下传激动心室）。

评　注

本例为快速心室率使心室充盈大幅度下降，进而引起心血管性虚脱。颈动脉按压能够暂时增加房室传导阻滞的程度，并有助于确定诊断，但是这种方法不能将心房扑动转为窦性心律，静注腺苷可能有同样作用。因心动过速已经严重影响了病人的血流动力学，因而应当立即施以直流电转复心律。

诊　断 ★★

可能为心房扑动伴1∶1下传。

参考 《轻松学习心电图》68页
《轻松应用心电图》160页

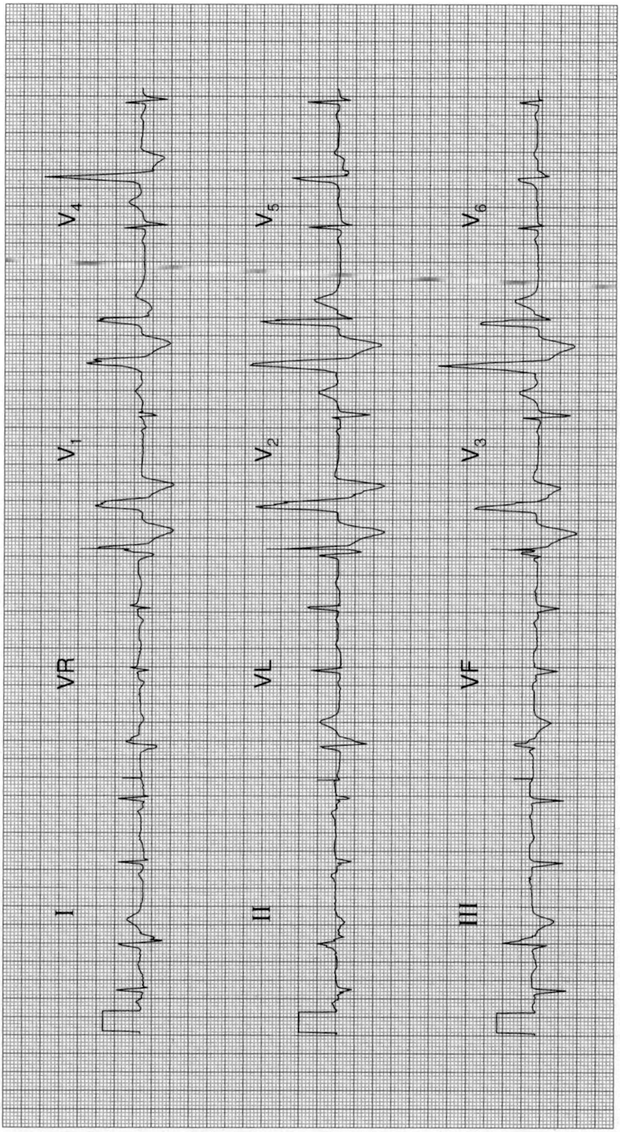

图 116 患者男，70 岁，患心绞痛数年，近时开始出现发作性头晕。试问本例心电图的诊断及相应处理？

图 116 答案与讨论

心电图特点

- 窦性心律伴频发、多源性室性期前收缩
- PR 间期正常
- 电轴正常
- Ⅱ、Ⅲ、aVF 导联存在 Q 波
- Ⅱ、Ⅲ、V_5～V_6 导联 T 波低平或倒置

临床解释

心电图表现为陈旧性下壁心肌梗死，这可解释其近年来的心绞痛症状。室性期前收缩本身并不重要，但是患者述有头晕发作，而且室性期前收缩发作既频繁，又呈多源性，因而头晕可能是血流动力学严重受损的结果。

评 注

进一步做动态心电图检查很重要，可以确定患者有无室性心动过速发作。患者的室性期前收缩可能需要药物治疗，首选为索他洛尔，其次为胺碘酮。

诊 断 ★★

陈旧性下壁心肌梗死伴频发、多源性室性期前收缩。

参考 《轻松学习心电图》96 页
《轻松应用心电图》155 页

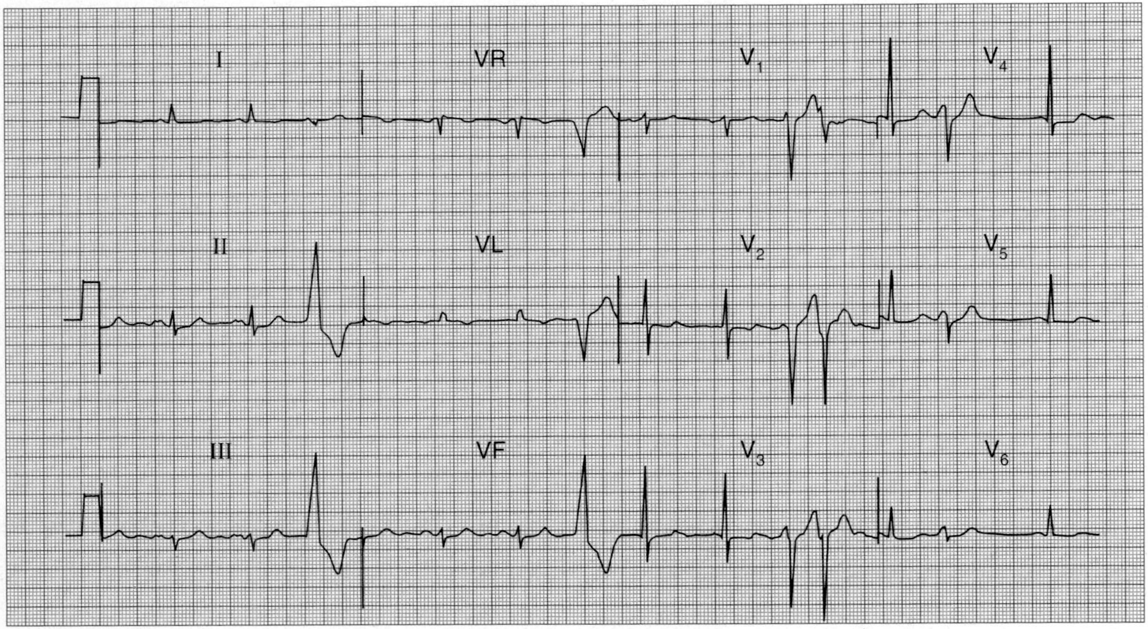

图 117 患者女，50 岁，主诉气短和心悸。试问为这位患者体检时，需注意寻找哪些体征？下一步应如何处置？

图 117 答案与讨论

心电图特点

- 窦性心律伴室性期前收缩
- 宽而带切迹的 P 波，Ⅱ、Ⅲ、aVF 导联最明显
- 电轴正常
- QRS 波正常
- V_2、V_3 导联 T 波双向，aVL 导联 T 波倒置

临床解释

P 波增宽提示存在左房肥大，但没有提示左室肥厚的任何表现，因此，根据此心电图，必须考虑二尖瓣狭窄。室性期前收缩可以解释患者心悸的症状，但如果是二尖瓣狭窄的患者，还可能有阵发性房颤。T波改变的原因不清楚，可能与缺血有关。

评　注

应当注意是否存在抬举样心尖搏动、第一心音亢进、舒张中晚期杂音等二尖瓣狭窄的特征性体征。超声心动图检查对诊断有帮助。为确定心悸原因应进行动态心电图检查。如病人有二尖瓣狭窄和心房颤动，应考虑服地高辛治疗、抗凝治疗、二尖瓣狭窄的外科治疗等。

如果气短系心功能较差引起的，需用血管紧张素转换酶抑制剂来治疗。

诊　断 ★★

窦性心律伴室性期前收缩，左房肥大和可能的心肌缺血。

参考　《轻松学习心电图》89 页
《轻松应用心电图》318 页

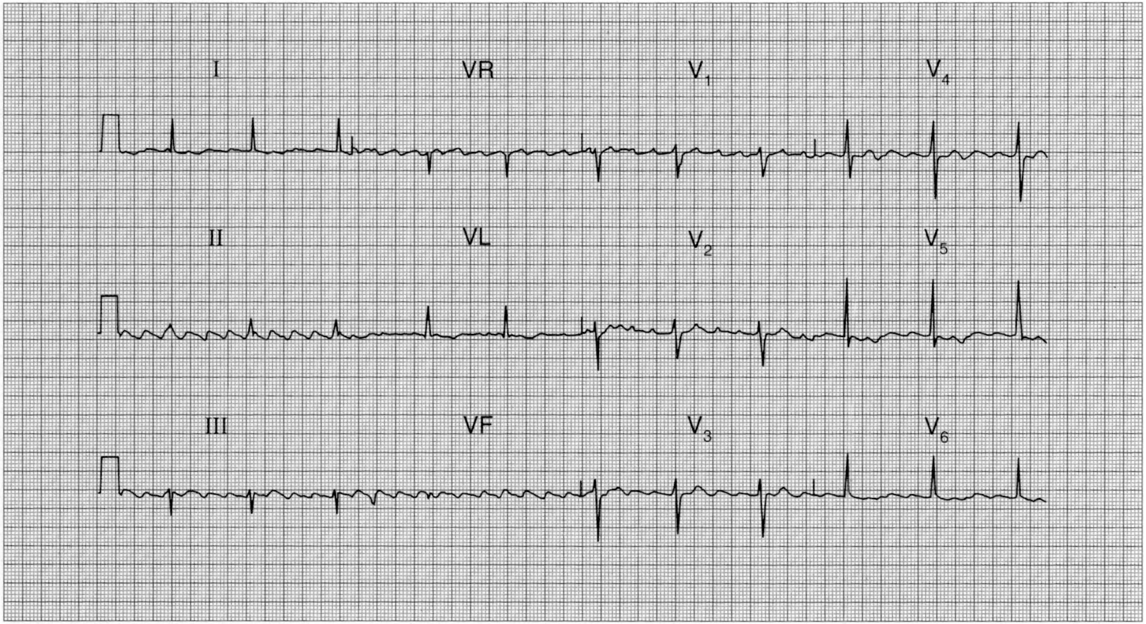

图 118 患者男，60岁，主诉膝关节肿胀，脉搏规律，血压115/70mmHg，心脏扩大，有充血性心衰的体征。试问心电图的诊断？患者目前未经治疗，应该如何治疗？

图 118 答案与讨论

心电图特点

- 心房扑动伴 4：1 下传
- 电轴正常
- QRS 波轻度增宽
- T 波难以识别，但至少在 aVL 导联倒置

临床解释

心房扑动伴稳定的4：1下传能够解释为什么心律规整。QRS 波轻度增宽属于非特异性改变。没有提示患者原有心肌梗死或心室肥厚的心电图改变。T 波倒置的原因可以是缺血，但本例更大的可能是扩张性心肌病。

评　注

超声心动图检查能够明确患者是否存在左室肥厚。如果存在一般性左室功能不全或存在左室收缩功能不协调的情况时，则高度提示存在心肌缺血。

心房扑动的治疗常常很困难。如果存在心脏扩大，则应用药物或直流电转复后几乎不可能恢复或维持窦性心律。如果心房扑动伴稳定的传导阻滞（如同本例），则心房扑动可以不治疗。地高辛应当慎用，在部分病例中，它能引发高度房室阻滞和心动过缓。对于心力衰竭应给予血管紧张素转换酶抑制剂和利尿剂治疗。

本例患者存在酒精性扩张性心肌病。

诊　断 ★

心房扑动伴 4：1 下传。

参考　《轻松学习心电图》68 页
《轻松应用心电图》160、229 页

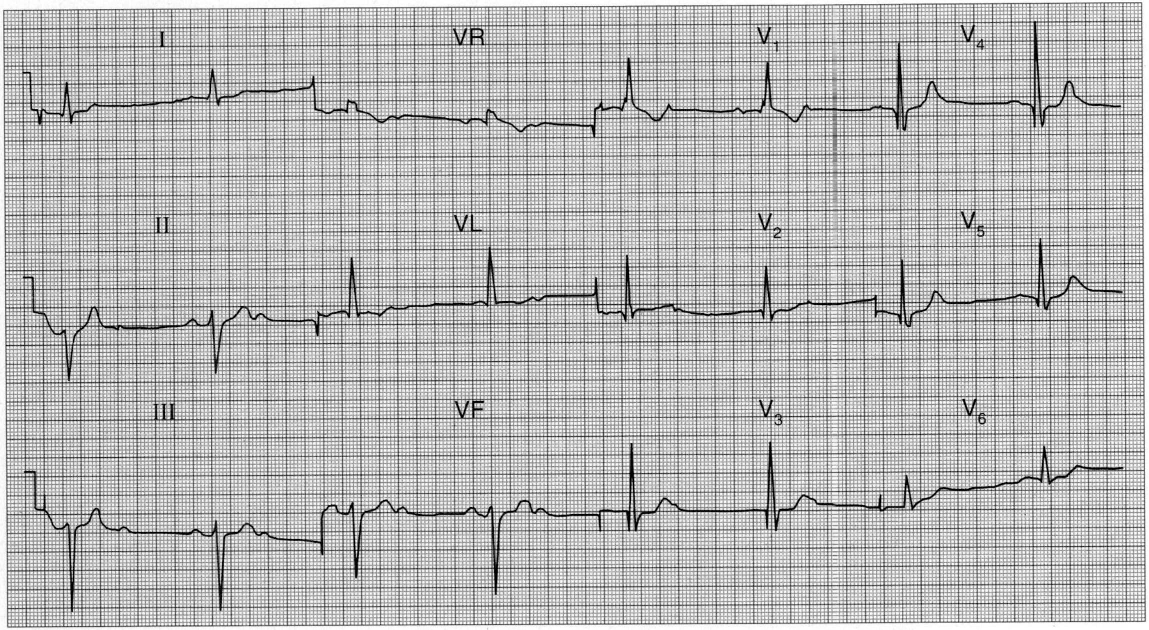

图 119 患者男，70 岁，因头晕发作门诊就医。试问本例心电图的异常之处及所需的治疗？

图 119 答案与讨论

心电图特点

- 窦性心律
- 二度（2∶1）房室阻滞
- 电轴左偏
- 右束支阻滞

临床解释

电轴左偏系左前分支阻滞引起(左前分支阻滞)。因同时存在右束支阻滞，所以室内传导依靠左后分支。二度房室阻滞的存在提示左后分支的传导功能已经受损或者是希氏束的传导功能受损。

评　注

患者的发作性头晕可能是因本图已证实的缓慢心率所引起，或者是间歇性完全性房室阻滞及阿－斯综合征发作。患者应急诊住院，并紧急植入永久性人工心脏起搏器。

诊　断 ★★★

二度（2∶1）房室阻滞，伴左前分支和右束支阻滞。

参考　《轻松学习心电图》31、48 页
《轻松应用心电图》20 页

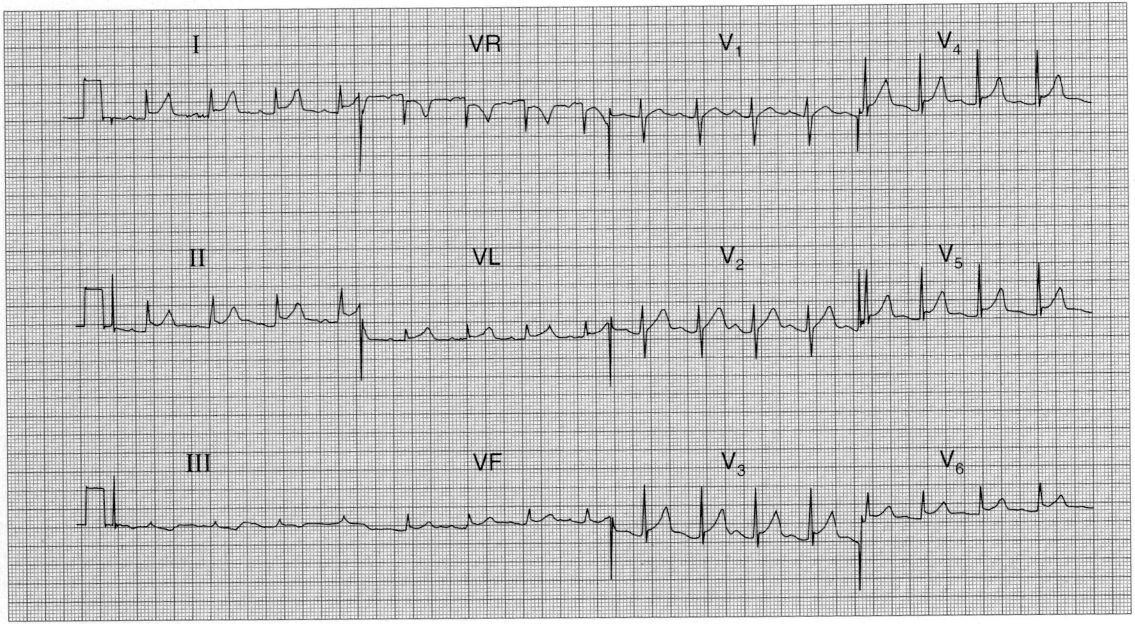

图 120 患者男，30 岁，因严重胸痛住院，患者有大量吸烟史，有冠心病家族史，体检未见异常。试问你对下一步诊治的考虑?

图 120 答案与讨论

心电图特点

- 窦性心律，心率 100 次 / 分
- 传导正常
- 电轴正常
- QRS 波正常
- Ⅰ、Ⅱ、aVL、V_3 ~ V_6 导联 ST 段抬高
- Ⅲ导联 T 波倒置

临床解释

当患者有胸痛及有心肌梗死的危险因素时，显然应当首先考虑心肌梗死的诊断，而且本例心电图中ST段的抬高支持这一诊断。但是，如果诊断心肌梗死患者又太年轻。V_3 ~ V_5 导联的高起点 ST 段抬高（即 S 波之后 ST 段抬高）属于一种正常变异，而其他导联的ST段抬高很可能是心包炎引起的。

评　注

应在病人平卧位时体检，因为在这种体位下最易听到心包摩擦音。通过这一检查，证实本例患者出现了该体征。当然，心包炎也可能由梗死引起，但是本例患者反复几次心电图检查都没有出现心肌梗死图形，ST段的抬高也持续了几天。本例最终诊断为病毒性心肌炎。

诊　断 ★★

ST段抬高，部分导联表现为高起点抬高，系心包炎引起的心电图改变。

参考　《轻松学习心电图》100 页
《轻松应用心电图》82、299 页

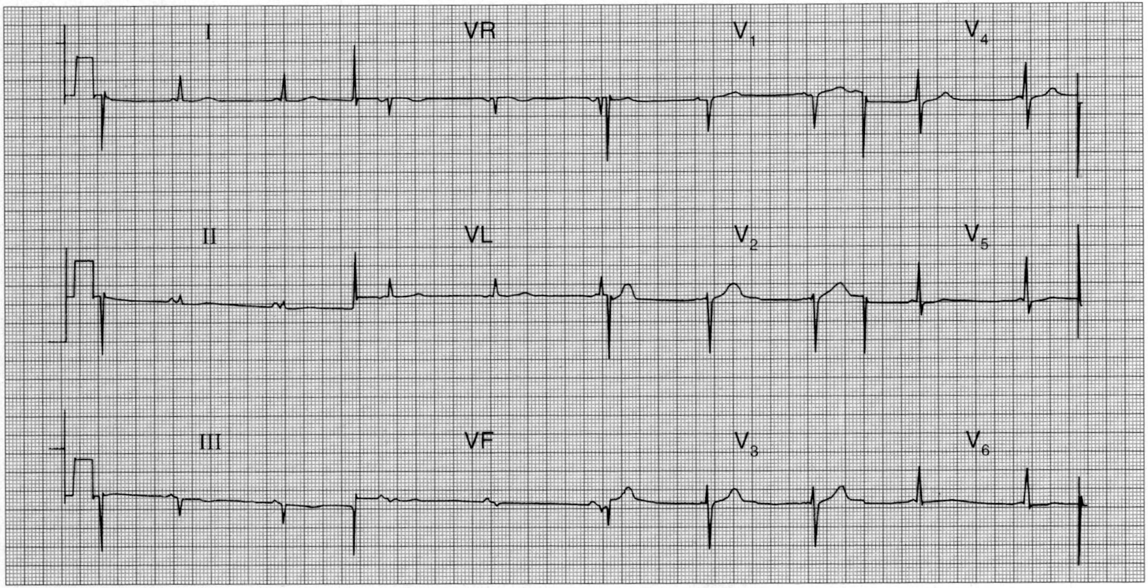

图 121 患者女，18 岁，偶发心悸就医。患者常无任何诱因突发心悸，发作时心律规整，频率太快而不好计数，无头晕气短等，几秒钟后心悸能突然停止，体检正常。试问本图的诊断及治疗意见？

图121答案与讨论

心电图特点

- 窦性心律
- PR间期很短
- 电轴正常
- QRS波、T波正常

临床解释

本例为LGL综合征（变异型预激综合征）。与WPW综合征（预激综合征）不同，LGL综合征的旁道紧靠房室结，连接左房和希氏束。WPW综合征中，QRS波增宽，其前半部为δ波，但在LGL综合征中，QRS波正常。

评　注

如果发作频繁则可做动态心电图检查确定诊断；如果发作不频繁且持续时间很短时，患者应当没有什么危险，但患者也应当了解并掌握刺激迷走神经的方法，如Valsalva动作或颈动脉窦按压等，来终止室上性心动过速的发作。患者应当进行心脏电生理检查和旁道射频消融术。

诊　断 ★★★

LGL综合征。

参考　《轻松应用心电图》41、127页

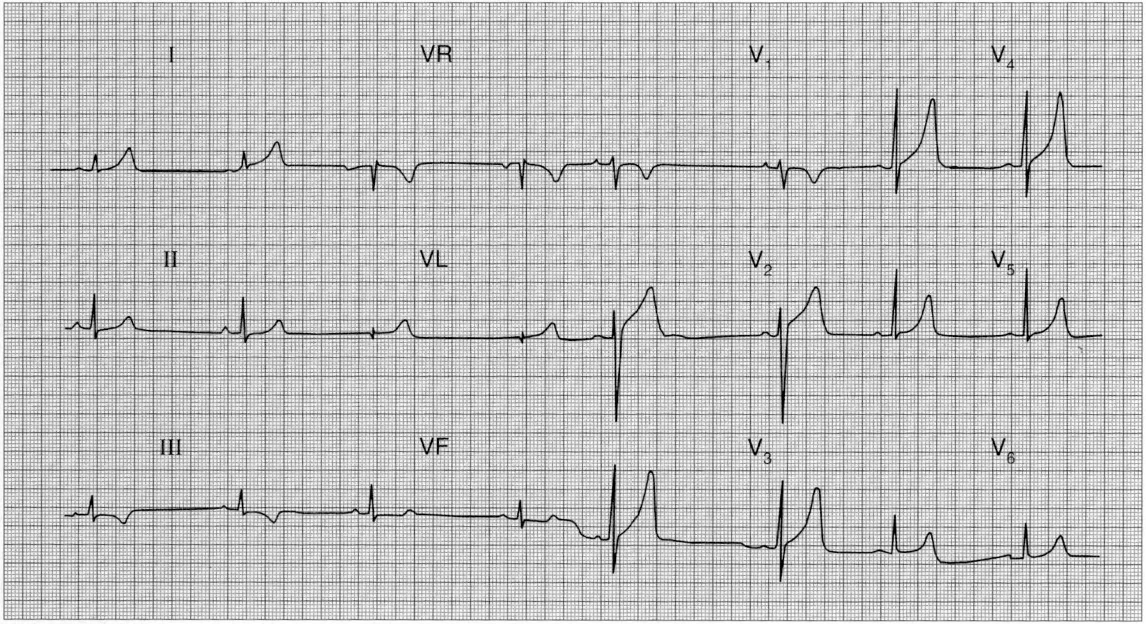

图 122 患者男，37 岁，因矫形手术而住院，麻醉师询问心脏情况并做此心电图。试问诊断及处理意见？

图 122 答案与讨论

心电图特点

- 窦性心律，心率 45 次 / 分
- 电轴正常
- QRS 波正常
- Ⅲ导联 T 波倒置，aVF 导联 ST 段下移
- 前壁导联 T 波高尖

临床解释

本例患者未服用β受体阻滞剂，因此心率缓慢可能是身体的适应性反应。Ⅲ导联T波倒置、aVF导联ST段下斜型下移均为正常。高尖T波是高钾血症的特征，有时也被认为是缺血的超急性期的心电图表现。但是这种高度的高尖T波，尤其当病人无症状时，几乎总是见于非常健康的正常人。

评　注

再次仔细询问病人是否真的没有症状，并核实病人术前电解质水平。

诊　断 ★★★

正常心电图。

参考 《轻松应用心电图》91 页

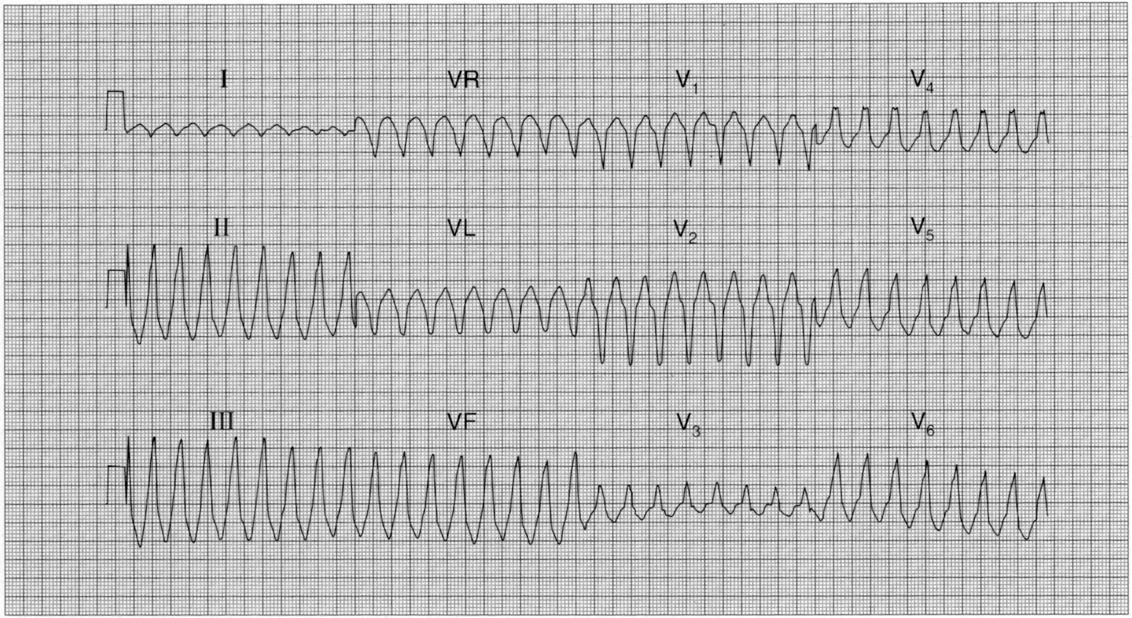

图 123 患者男，30 岁，几年来有发作性心悸，本例为发作时记录的心电图，伴有气短，血压测不到，试问心电图诊断及如何治疗？

图123答案与讨论

心电图特点

- 宽QRS波心动过速，心率200次/分
- 未见P波
- 电轴右偏
- QRS波时限200ms
- QRS波无胸前导联同向性，而呈左束支阻滞图形

临床解释

本例是起源于心室的宽QRS波性心动过速，但有不支持室性心动过速的心电图特征，包括：电轴右偏，无胸前导联同向性的QRS波（即V_1、V_2导联QRS主波向下，而其他导联QRS主波向上）。但是，电轴右偏及左束支阻滞发生在宽QRS波心动过速时，提示其起源于右室流出道。

评　注

当心律失常病人伴有血流动力学恶化时（如本例气短及低血压），都需要紧急电复律。在准备电复律时，应当静脉试用利多卡因及胺碘酮治疗。一旦心律失常得到控制，应尽快做心脏电生理检查。因为右室流出道室速是一种能通过射频消融术根治的室速。

诊　断 ★★★

可能为起源于右室流出道的室性心动过速。

参考　《轻松学习心电图》75页
《轻松应用心电图》193页

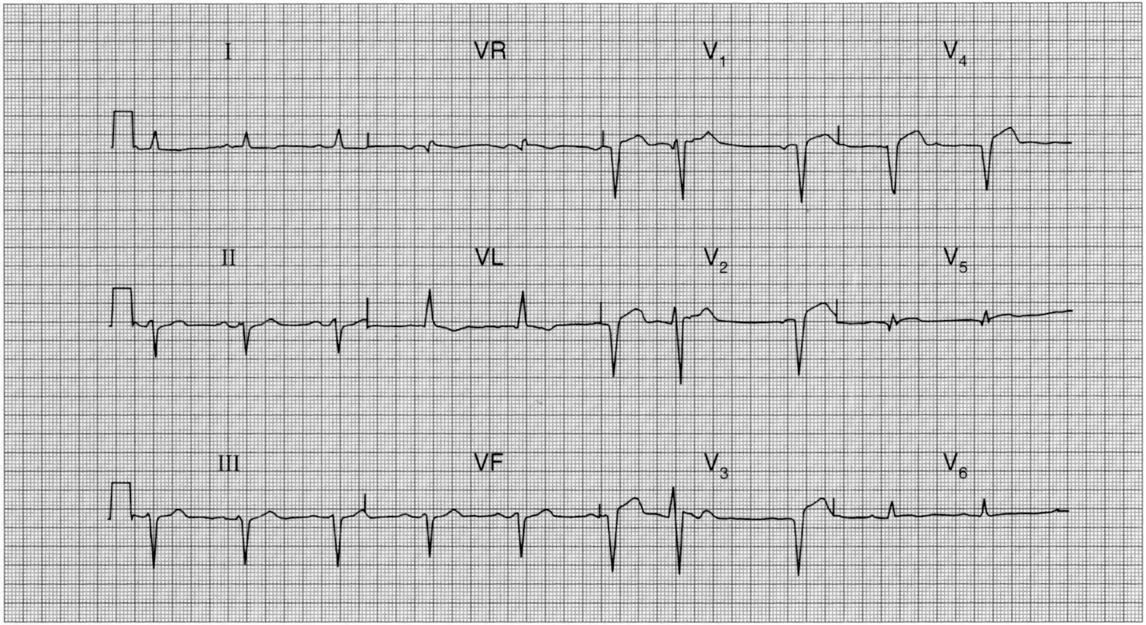

图 124 患者男，75 岁，患者有心力衰竭，无胸痛，本图中有 3 种重要异常。试问患者应如何治疗？

图 124 答案与讨论

心电图特点

- 窦性心律伴 1 次室性期前收缩
- 电轴左偏
- QRS 波轻度增宽
- $V_2 \sim V_5$ 导联有 Q 波
- 前壁导联 ST 段抬高
- aVL 导联 T 波倒置， Ⅰ、V_6 导联 T 波低平。

临床解释

发生时间不能确定的无症状性前壁心肌梗死，引起了左前分支阻滞，它能解释心电图的电轴左偏及QRS波轻度增宽。推测侧壁导联的 T 波改变由缺血引起。

评　注

本例室性期前收缩勿需治疗，单纯左前分支阻滞不是起搏治疗的适应证。因为没有疼痛症状，因此前壁梗死不能认为是新发生的情况，所以也不需要溶栓治疗。应给予患者血管紧张素转换酶抑制剂和利尿剂治疗。

诊　断 ★★

左前分支阻滞，发生时间不能确定的前壁心肌梗死，1 次室性期前收缩。

参考　《轻松学习心电图》46、95 页
《轻松应用心电图》20 页

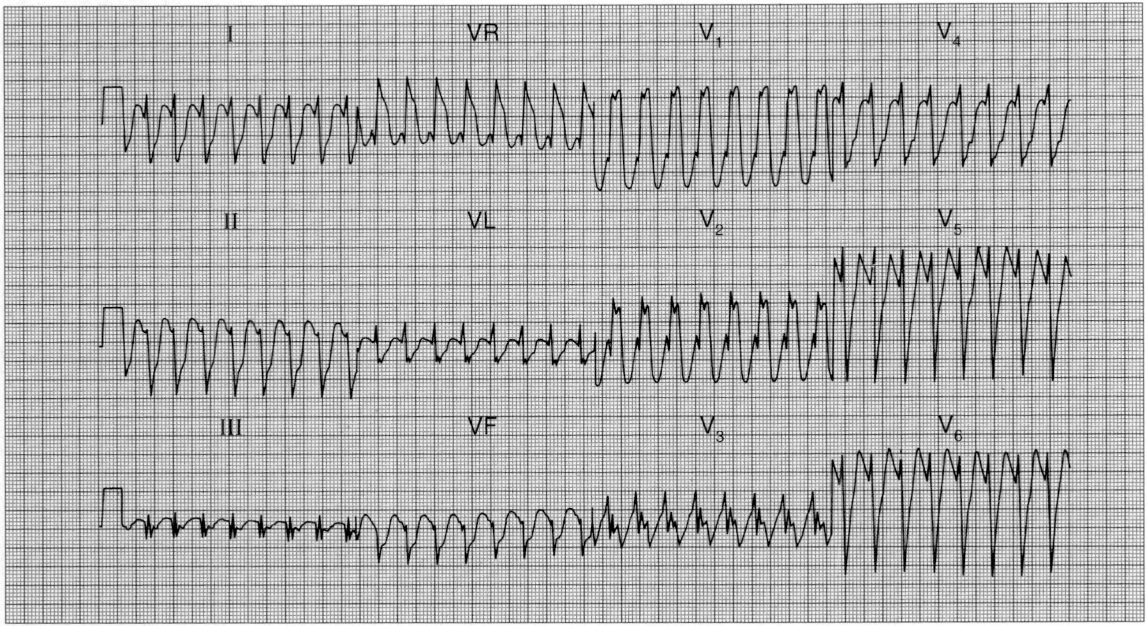

125 患者女，35 岁，患者心悸多年未获诊断，近期发作时到急诊室就医，一般情况佳，不伴心力衰竭表现，血压 120/70mmHg。试问患者的心电图诊断及应给予的治疗？

图125答案与讨论

心电图特点

- 宽QRS波性心动过速，QRS时限约200ms，心率接近200次/分
- 未见P波
- 电轴左偏
- 右束支阻滞
- V_1导联QRS波的R′波高于前面的R波

临床解释

本图需做室上速伴束支阻滞与室速的鉴别诊断。临床病史对鉴别诊断无所助益，实际上，发作时病人的血流动力学是稳定的。结合电轴右偏、右束支阻滞、V_1导联R′波高于R波的心电图特点，本例应诊断为室上速伴右束支阻滞，而不是室速。但是，时限>140ms的QRS波很宽的表现常支持起源于心室的心律紊乱。

评 注

应做颈动脉按压，观察心动过速的反应。如果无效，可试用静脉推注腺苷，再无效时可再试静脉推注利多卡因治疗。

诊 断 ★★★

伴右束支阻滞的宽QRS波性心动过速，可能为室上性心动过速。

参考 《轻松学习心电图》77页
《轻松应用心电图》170页

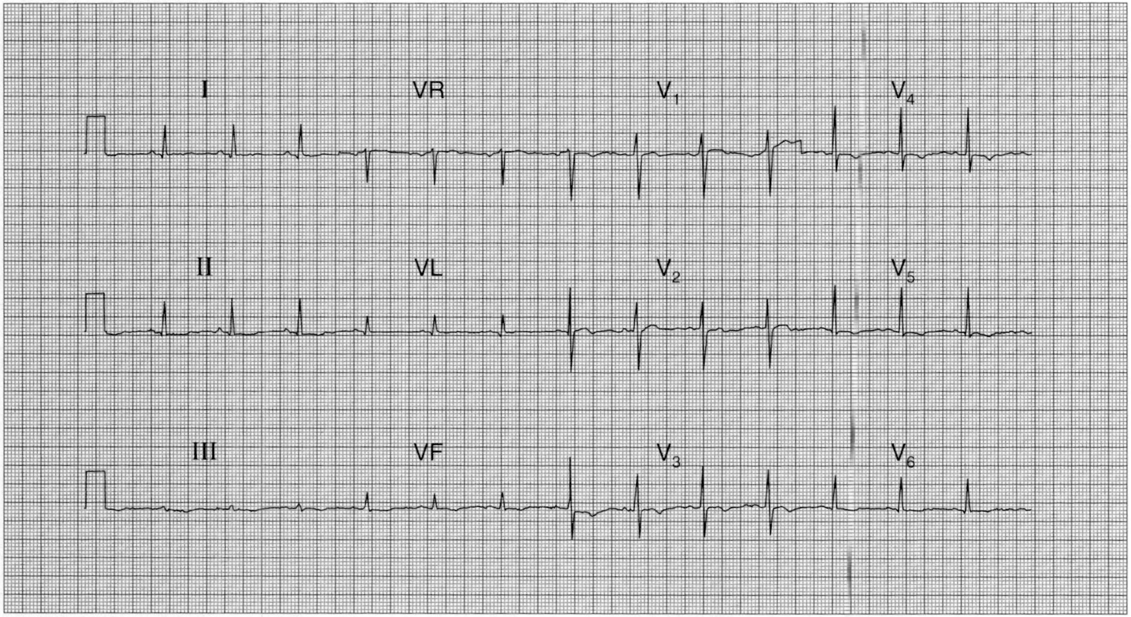

图 126 患者男，40岁，因意识丧失、颈强直、双侧背屈反应阳性而住院。其心脏临床情况正常。本图为首次发作后心电图，根据心电图如何考虑诊断？

图 126 答案与讨论

心电图特点

- 窦性心律，心率 80 次 / 分
- PR 间期与 QRS 波时限均正常
- 电轴正常
- QRS 波正常
- Ⅱ导联 ST 段下移
- Ⅲ、aVF、V_4～V_6 导联 T 波倒置

临床解释

心电图提示患者存在前壁非 Q 波性心肌梗死，但这与临床表现不一致。

评　注

本例患者可能被认为有心肌梗死，并引起脑血管意外。另外可能因为心律紊乱而发生脑栓塞，或者脑血管意外引起意识丧失。意识丧失和双侧背屈反应阳性可能仅仅是脑血管意外后的表现，但这一结果不能解释颈项强直，因为颈项强直提示发生了蛛网膜下腔出血和脑膜炎。而这种心电图的改变则更常见于蛛网膜下腔出血，可能是儿茶酚胺释放引起广泛冠脉血管痉挛的结果。此时测定血肌钙蛋白水平对鉴别原发的心脏事件还是原发性神经系统事件无帮助。本例患者的确发生了蛛网膜下腔出血，最后在急性期过后，心电图也恢复了正常。

诊　断　★★★

蛛网膜下腔出血引起前壁和下壁 T 波倒置。

参考　《轻松应用心电图》385 页

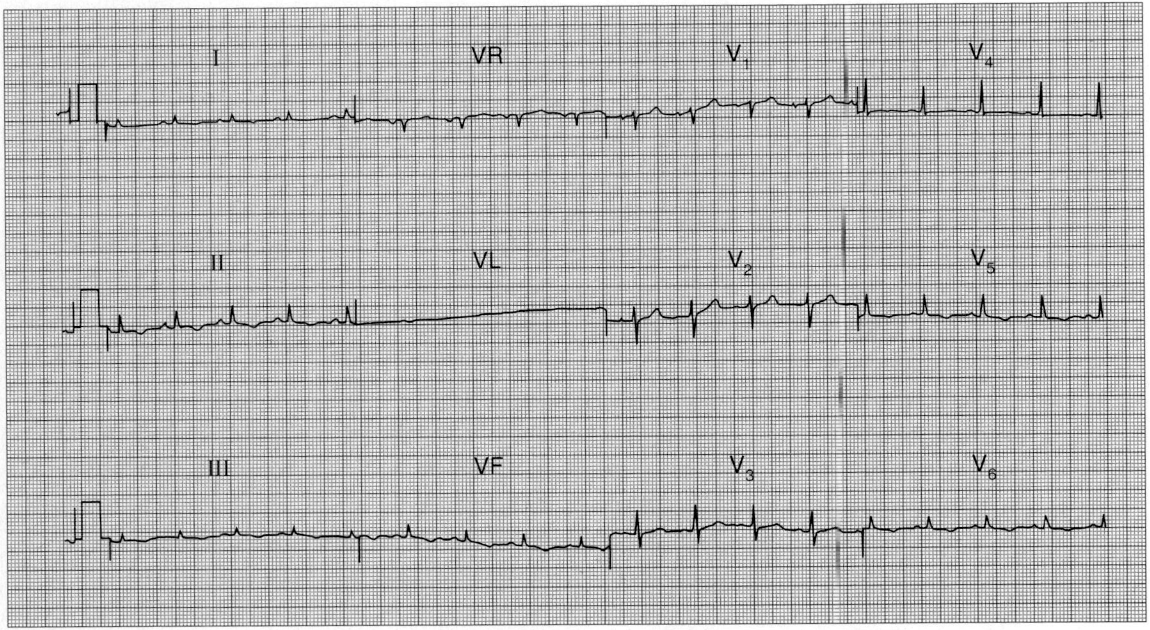

图 127 患者男，70 岁，因肺癌伴腹痛及踝部肿胀而住院。其颈静脉压升高，肝脏软而肿胀，伴有明显的周围水肿。试问：本心电图对患者诊断有何帮助？需要哪些进一步治疗？

图 127 答案与讨论

心电图特点

- 窦性心律
- 电轴正常
- QRS 波时限正常，但振幅普遍较低
- Ⅰ、Ⅱ、Ⅲ、aVF、V_5～V_6 导联 T 波倒置

临床解释

QRS 波低电压可见于心包积液，有时也见于慢性肺部疾病。本图中广泛的T波改变支持心包疾病。此外，心电图中也没有肺部疾病的相关表现。

评　注

体格检查所见和心电图都提示患者有心包积液伴恶性肿瘤。对这种病人，应当仔细观察其颈静脉压，观察其压力是否在吸气时升高，吸气时颈静脉压力升高提示已有心包填塞。检查超声心动图十分必要，如果有左心舒张功能衰竭的表现，应做心包积液的引流。

最后证实本例患者恶性肿瘤性心包积液。

诊　断　★★★

QRS 波低电压及广泛的T波改变，符合心包积液的心电图表现。

参考　《轻松学习心电图》11 页
《轻松应用心电图》354 页

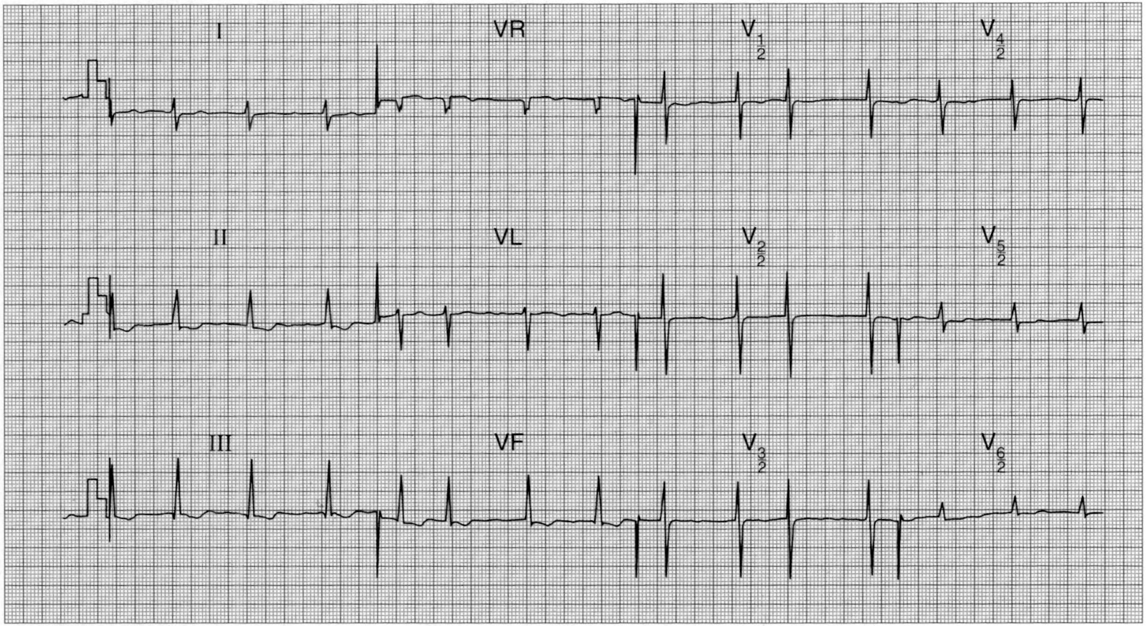

图 128 患者女，65 岁，患风湿性心脏瓣膜病，外科二尖瓣置换术后，因恶心、呕吐、精神淡漠而住院。试问本图的诊断及应给予的治疗？（注，不幸的是化学病理学实验室前一晚间失火）

图 128 答案与讨论

心电图特点（本图胸前导联为半电压）

- 心房颤动
- 电轴右偏
- 除 V_1 导联有电压较高的 R 波外，其他 QRS 波正常
- T 波普遍低平
- $V_4 \sim V_5$ 导联上 U 波最明显
- ST 段呈下斜型下移，在Ⅱ、Ⅲ、aVF 导联最明显

临床解释

心房颤动，电轴右偏，V_1 导联有高 R 波（提示右室肥厚）等心电图改变可能在瓣膜置换术前已出现。T波低平伴U波明显提示有低钾血症。ST段下斜型下移为地高辛效应。

评　注

临床表现符合低钾血症和地高辛中毒，尽管没有测定电解质和地高辛水平，该病人也应停止服用地高辛和排钾利尿剂。应当口服补充钾盐。监测T波和U波变化是一种粗略但有效的判断血清钾含量的办法。

最后证实本例患者恶性肿瘤性心包积液。

诊　断 ★★★

心房颤动、低钾血症和洋地黄作用。

参考　《轻松学习心电图》109 页
《轻松应用心电图》333、358 页

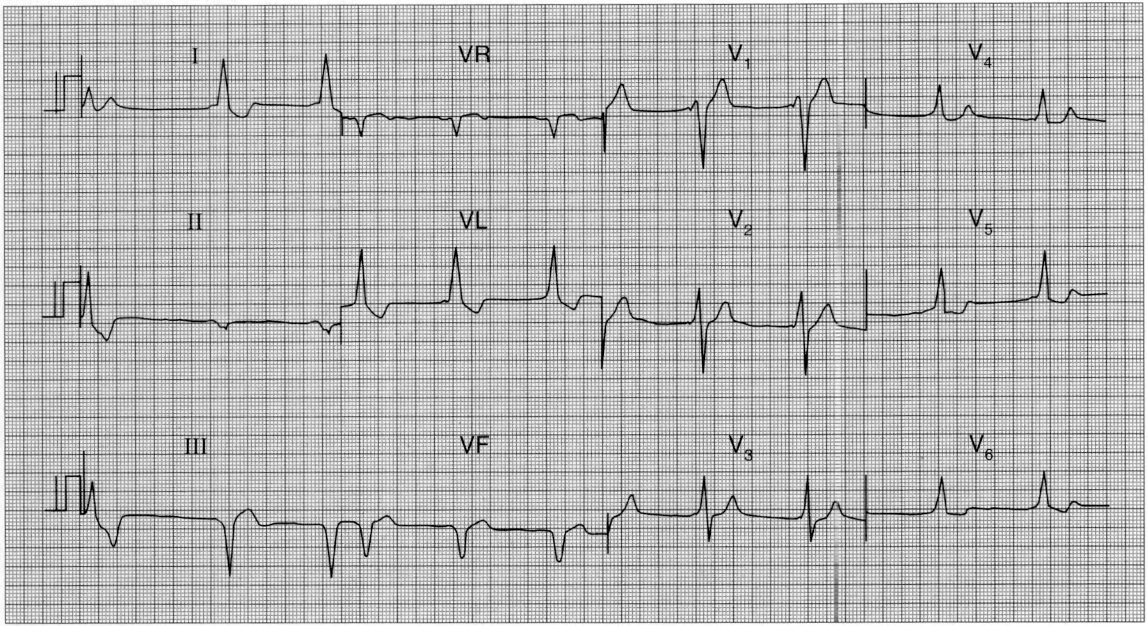

图 129 患者男，20 岁，典型心绞痛，偶尔步行上山时有头晕。试问本图的诊断与治疗？

图 129 答案与讨论

心电图特点

- 窦性心律
- 短 PR 间期
- 电轴左偏
- QRS 波时限增宽，且 QRS 波起始处有顿挫（δ波），以 V_2～V_4 导联最明显。
- Ⅰ、aVL、V_6 导联 T 波倒置

临床解释

短 PR 间期和 δ 波是预激综合征的心电图特征。粗略而观，在Ⅰ、aVL、V_6 导联可能被错误地诊断为左束支阻滞，但必须观察所有的导联，本图特征在 V_2 导联最明显。

评　注

预激综合征伴发室上性心动过速时可引起虚脱（循环衰竭）。无症状性预激综合征可以不治疗，但对于本例患者，需做动态心电图或运动试验心电图确定患者是否有阵发性心动过速。

因为有理由认为心律失常可以引起虚脱和脑供血不足，因而患者应接受射频消融术治疗，打断异常传导通路。

诊　断　★★★

预激综合征。

参考　《轻松学习心电图》81 页
《轻松应用心电图》37、197 页

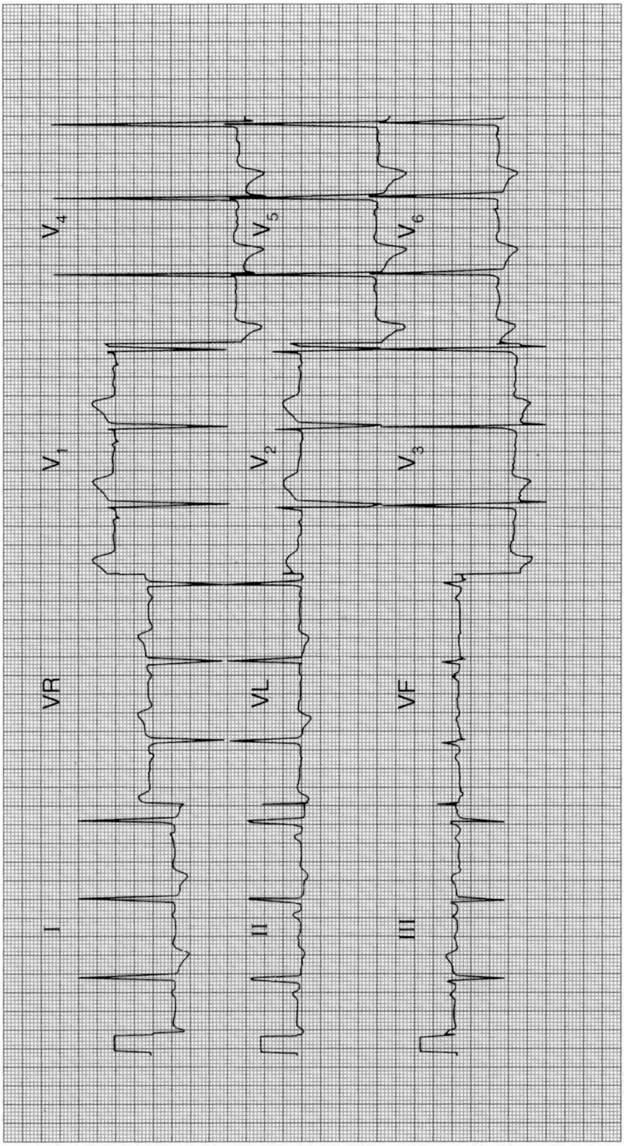

图 130 患者男，85 岁，因典型心绞痛及爬山时偶有头晕而门诊就医。试问本图诊断及治疗？

图 130 答案与讨论

心电图特点

- 窦性心律
- 电轴正常
- 在胸前导联QRS波表现为振幅很高的R波和深的S波
- Ⅰ、Ⅱ、aVL、$V_3 \sim V_6$导联T波倒置

临床解释

本图为典型的左室肥厚，但应当鉴别的是，T波倒置是缺血引起还是左室肥厚引起的，当间隔部导联（$V_3 \sim V_4$）的T波倒置时，什么情况下必须考虑缺血引起。但是，本例心电图中，T波改变最明显的导联是侧壁导联，而且已达到了左室肥厚的电压标准。一位85岁高龄患者发生心绞痛、头晕和左室肥厚，虽然高血压也是可能的原因，但几乎无例外地都是严重主动脉瓣狭窄引起的。

评　注

应当寻找主动脉瓣狭窄的体征（脉压低、主动脉收缩期喷射性杂音、移位的心尖搏动、停滞脉），并应用超声心动图测定跨瓣压力梯度。本例患者该压力梯度为95mmHg，提示主动脉瓣有严重狭窄。心绞痛和头晕说明病情严重，预后较差。即使对于85岁的高龄患者，主动脉瓣置换术也是一项成功率很高的治疗方法。

诊　断 ★

左室肥厚。

参考　《轻松学习心电图》93、115页
《轻松应用心电图》117页

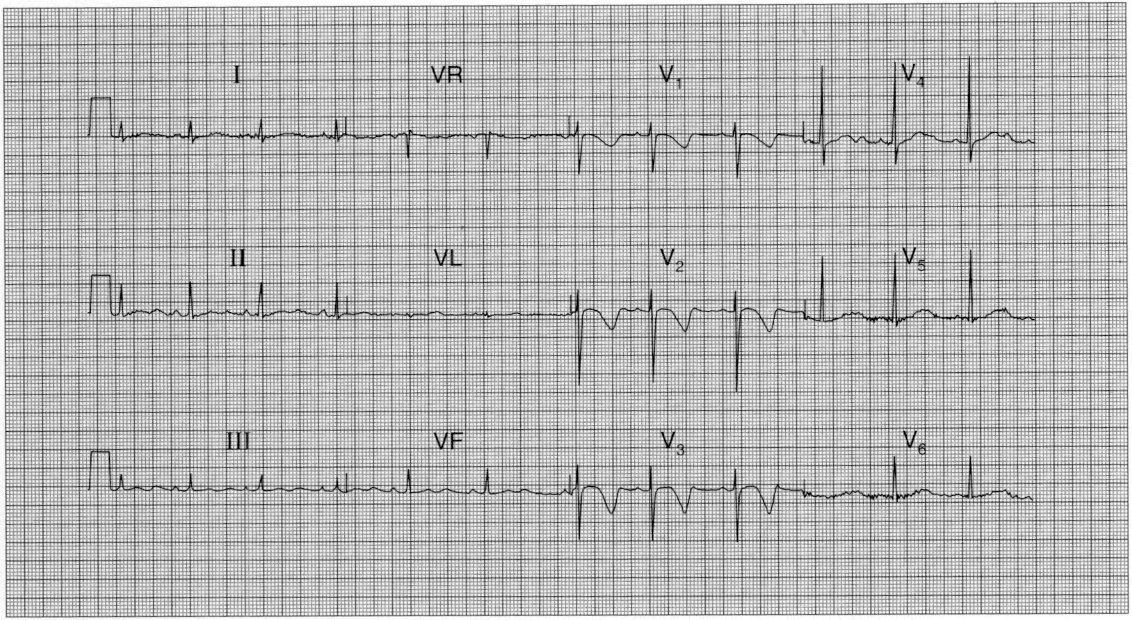

图 131 患者男，15 岁，踢足球时发生循环性虚脱，但就医时已恢复正常。试问其可能的诊断？

图 131 答案与讨论

心电图特点

- 窦性心律
- PR 间期和 QRS 波时限正常
- 电轴正常
- QRS 波形态正常
- $V_1 \sim V_3$ 导联 T 波倒置
- QT 间期延长，为 520ms

临床解释

能引发运动中循环性虚脱的疾病有主动脉瓣狭窄、肥厚性心肌病、运动诱发的心律失常。本心电图无左室肥厚的表现，因而不像主动脉瓣狭窄。前壁 T 波倒置是肥厚性心肌病的特征，但这不是典型的QT间期延长的原因。运动诱发的心律紊乱是典型的家族性长QT综合征的一个临床表现，况且，患儿的姐姐即为猝死。

评　注

β 受体阻滞剂是最基本的治疗，但植入性除颤器（ICD）治疗也必须考虑。

诊　断 ★★

先天性长 QT 综合征。

参考　《轻松应用心电图》130 页

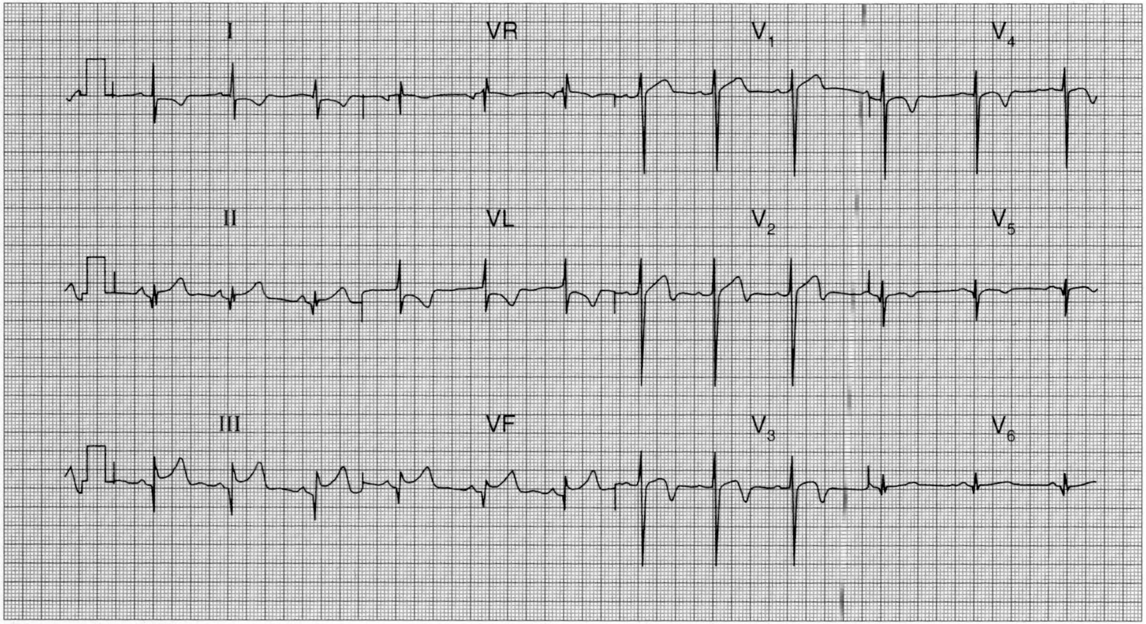

图 132 患者男，70 岁，心绞痛 10 年，因严重胸痛 4 小时而住院。试问本图的诊断及相应的治疗？

图 132 答案与讨论

心电图特点

- 窦性心律
- 电轴正常
- Ⅲ、aVF 导联可见 Q 波，除此，QRS 波形态正常
- Ⅱ导联小S波后有ST段抬高，Ⅲ、aVF导联也有ST段抬高
- V_2～V_3 导联 T 波双向
- V_4～V_5 导联 T 波倒置

临床解释

下壁导联出现的 Q 波提示患者有陈旧性心肌梗死，虽然Ⅱ导联ST段有高起点抬高，但在Ⅲ导联和aVF导联ST段的抬高和急性下壁梗死一致，因此就产生了这样的可能性，即在Ⅲ和 aVF 导联的改变无更多意义。前壁导联的改变提示有非 Q 波性心肌梗死。

评　注

有足够的证据提示应该进行溶栓治疗，当然应当同时予以镇痛和阿司匹林治疗。

诊　断 ★

可能的陈旧性和（或）可能新发的下壁心肌梗死，非 Q 波性前壁心肌梗死。

参考　《轻松学习心电图》95、103 页
《轻松应用心电图》254 页

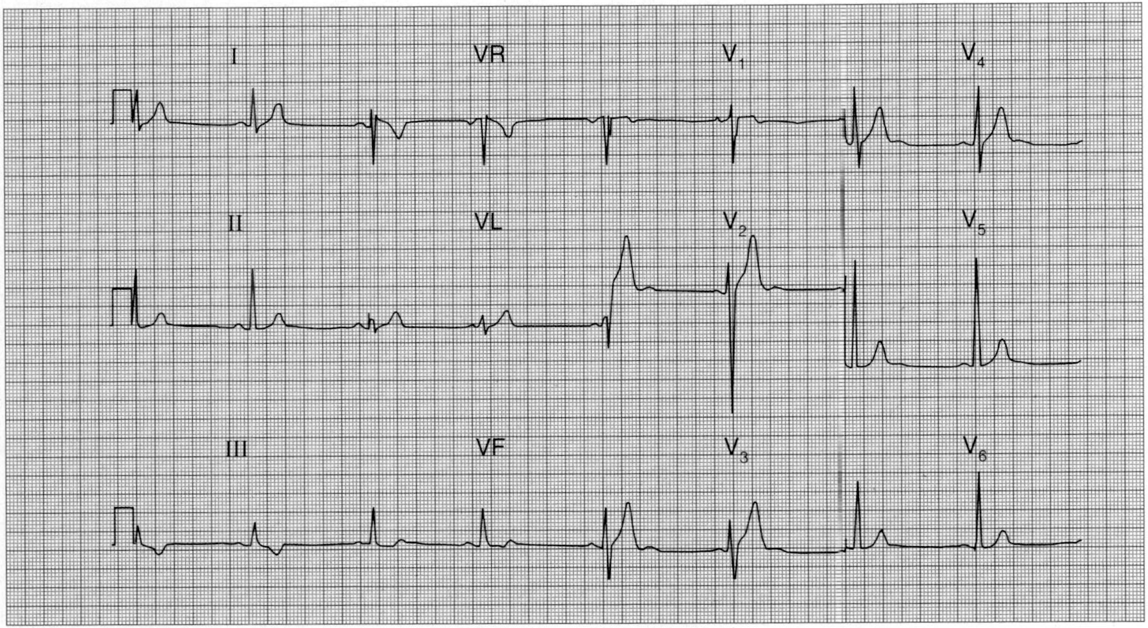

图 133 患者男，30 岁，个人健康检查时记录的心电图，患者无任何症状。试问该心电图正常吗?

图133答案与讨论

心电图特点

- 窦性心律
- 电轴正常
- 达到左室肥厚的电压标准（$Rv_6+Sv_2 \geqslant 35mm$）
- Ⅲ导联T波倒置
- $V_2 \sim V_4$导联U波明显

临床解释

左室肥厚的电压标准并不可靠，年轻人该值常超过该标准。本病例无提示其左室肥厚的其他线索，Ⅲ导联T波倒置可以认为属于正常变异，U波是电解质紊乱引起的（常为低钾血症），伴有T波低平。但明显的U波出现在高的T波之后，应属正常。

评　注

患者的血压正常，检查中未发现能引起左室肥厚的其他原因，例如主动脉瓣病，因此不需做更多的检查。

诊　断 ★★★

正常心电图。

参考 《轻松应用心电图》89、96页

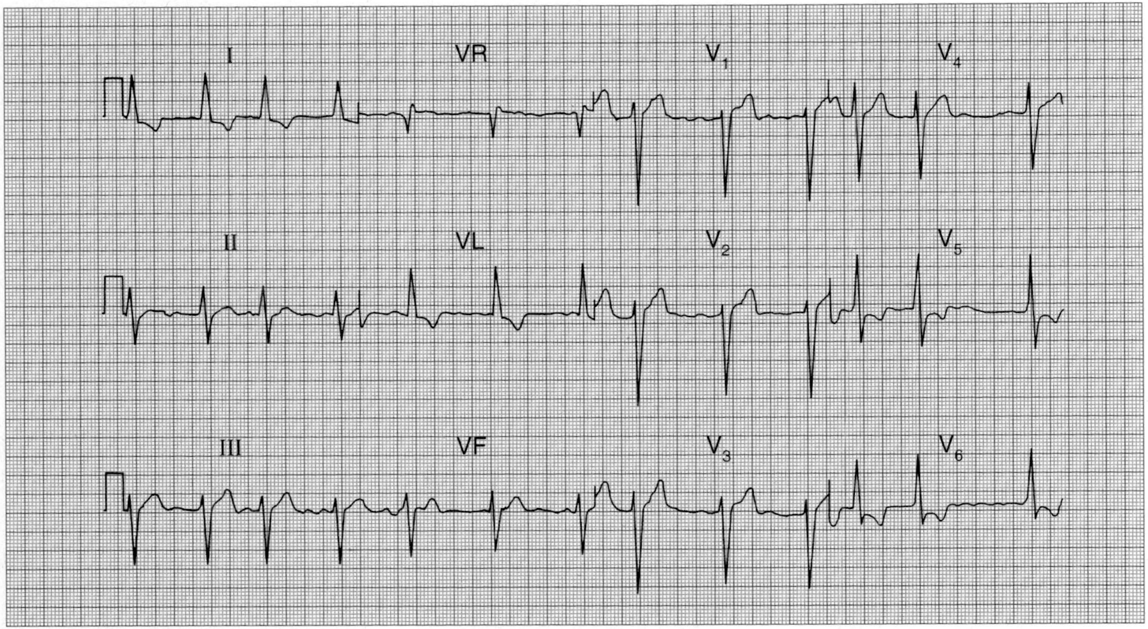

图 134 患者男，60 岁，因严重心衰住院。试问心电图诊断及相应治疗？

图 134 答案与讨论

心电图特点

- 心房颤动
- 左前分支阻滞
- 达到左室肥厚的电压标准（$Rv_6+Sv_2 \geqslant 35mm$）
- 侧壁导联 T 波倒置

临床解释

尽管存在心房颤动，但患者心室率控制得十分理想。左前分支阻滞说明传导系统有病变。侧壁导联的 T 波倒置可能是室内传导延缓、左室肥厚或心肌缺血引起的。T 波的改变没有地高辛作用的特征。

评　注

了解病人正在进行的治疗十分必要，如果病人尚未应用地高辛，则必须引起警惕，因为此时的心室率比心房颤动时预期的心率更慢。寻找左室肥厚的原因十分重要。应当了解，病人住院期间的血压并不能代表其日常的血压水平。

诊　断 ★★★

心房颤动，左前分支阻滞及可能的左室肥厚。

参考　《轻松学习心电图》46、78、93 页
《轻松应用心电图》20、320 页

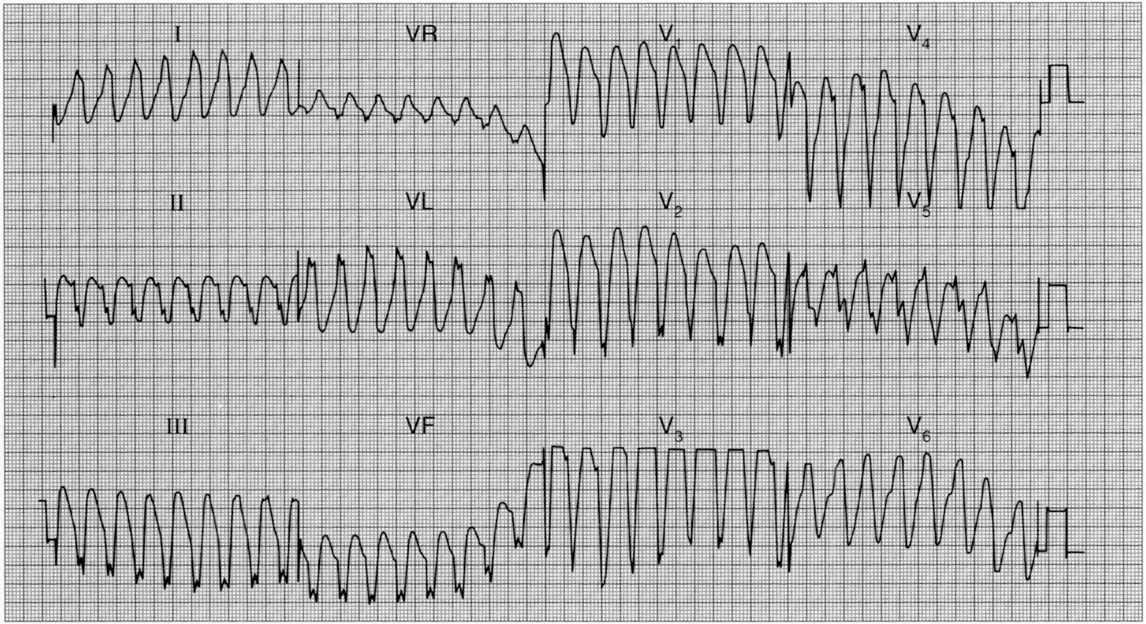

图 135 患者男，60 岁，主诉偶发心悸数年，发作期间一般情况无异常，物理检查未见异常，心电图也正常。本图为患者一次心悸发作中记录的心电图。试问本图诊断及治疗？

图135答案与讨论

心电图特点

- 规整的宽QRS波性心动过速
- QRS波时限160ms
- 电轴左偏
- 除了在所有胸前导联QRS波的主波均向下，V_6导联为QS波之外，QRS波图形不明确

临床解释

本图为宽QRS波，节律整齐的心动过速，在所有胸前导联的QRS波主波均向下，V_6导联QRS波呈QS型，这些都是室性心动过速的特征。

评　注

患者仅仅偶发心律紊乱，其余时间无不适感觉，因而治疗总会面临困难。病人应做一次超声心动图，以除外心肌病；应做运动试验，以除外缺血和运动诱发的心律失常。患者年龄已达60岁，因此应当做冠脉造影。胺碘酮的治疗和在反复的心脏电生理检查的基础上选择的抗心律失常药物一样有效。

如果发作引起晕厥，则应考虑植入体内自动转复除颤器（ICD）。

诊　断 ★★

室性心动过速。

参考　《轻松学习心电图》75页
《轻松应用心电图》170页

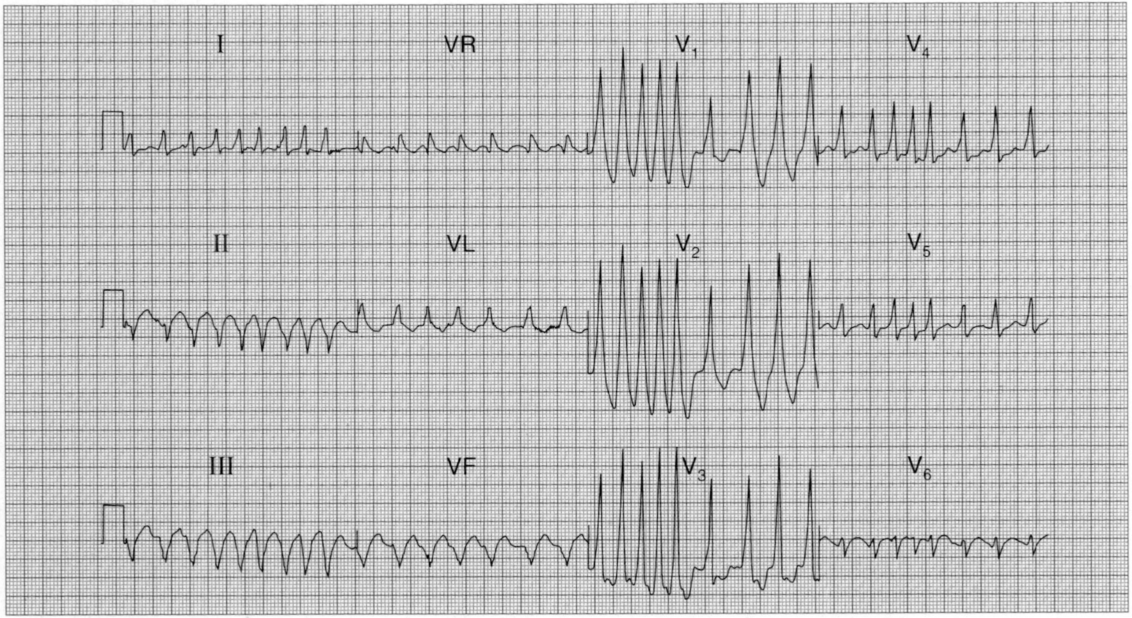

图 136 患者女，25 岁，患者有发作性的酷似阵发性心动过速的病史 10 年，发作时记录了本例心电图。试问该心律的诊断以及基础心脏病是什么？

图 136 答案与讨论

心电图特点

- 节律不规整的心动过速，心率约 200 次 / 分
- 未见与心动过速一致的 P 波
- 电轴左偏
- QRS 波时限 120 ~ 160ms
- V_1 导联 QRS 波以 R 波为主，V_6 导联的 QRS 波以 S 波为主
- 长的 RR 间期后，QRS 波的起始部位似乎有顿挫

临床解释

这种明显不规整的心律只能用心房颤动来解释，宽的 QRS 波可能是右束支阻滞引起的，因 V_1 导联的 QRS 波以R波为主。QRS波至少在部分导联有起始部的顿挫，这些心电图表现提示本图为预激综合征（A 型）伴心房颤动。

评　注

预激综合征合并心房颤动有可能蜕化为心室颤动，因此是一种具有潜在危险的心律。无论病人的临床情况处于何种状态，这一心律失常都应紧急治疗。重要的是不能应用会引起房室阻滞的药物，因为这样以来会使沿旁路下传的激动增多，而增加发生室颤的危险性。因此，腺苷、地高辛、维拉帕米和利多卡因都是禁忌应用的。能够减慢旁路传导的抗心律失常药物是安全的，例如β受体阻滞剂、氟卡尼和胺碘酮。此外，进行电生理检查以确认和消融旁路十分必要。

诊　断 ★★★

心房颤动伴预激综合征。

参考　《轻松学习心电图》78、81 页
《轻松应用心电图》197 页

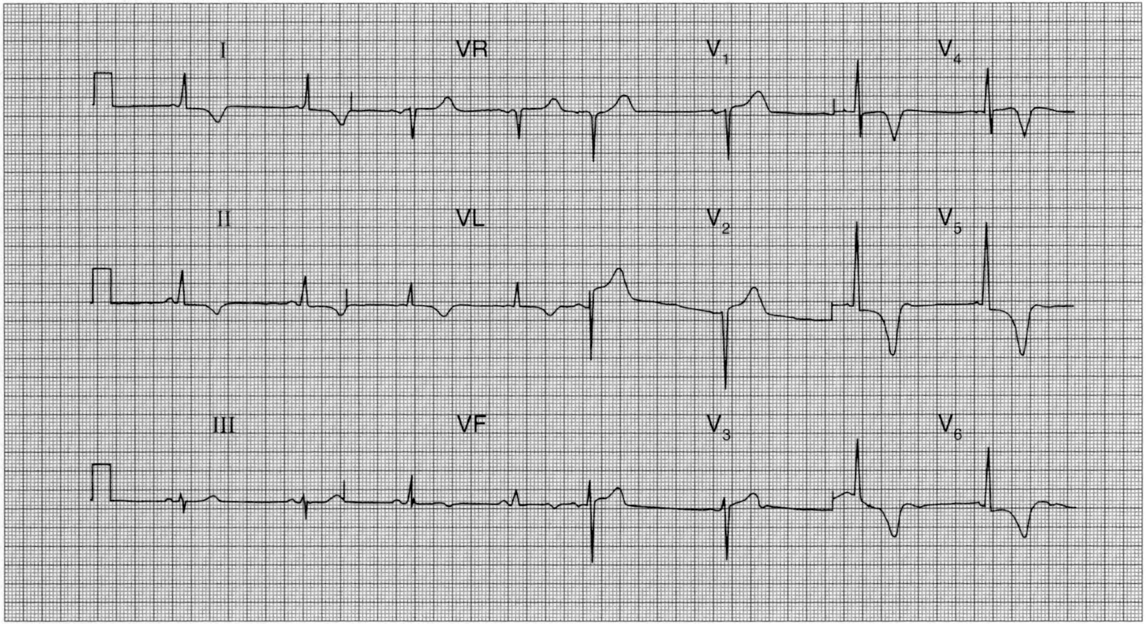

图 137 患者男，35 岁，因用力时出现胸痛，有时伴头晕而门诊就医。试问该心电图可能的诊断以及应当注意寻找的体征?

图 137 答案与讨论

心电图特点

- 窦性心律
- 电轴正常
- QRS 波正常
- Ⅰ、Ⅱ、aVL、$V_4 \sim V_6$ 导联明显的 T 波倒置

临床解释

前侧壁导联出现如同本图一样的 T 波倒置可以是非 Q 波性心肌梗死引起或是左室肥厚引起的，但本图中没有左室肥厚的其他特征，因此，本图中的 T 波改变是肥厚性心肌病的重要特征。

评　注

肥厚性心肌病的体征包括：急冲脉，主动脉血流杂音，其特点是常在室性期前收缩的代偿期后特征性增强，以及二尖瓣反流的杂音。经超声心动图可以确定肥厚性心肌病的诊断。超声心动图可以发现非对称性间隔肥厚，二尖瓣前叶收缩期前向运动，以及有时主动脉瓣会提前关闭。

本例患者经超声心动图检查，证实其有肥厚性心肌病的所有特征。

诊　断　★★★

前侧壁导联出现高大 T 波倒置，提示肥厚性心肌病。

参考　《轻松应用心电图》325 页

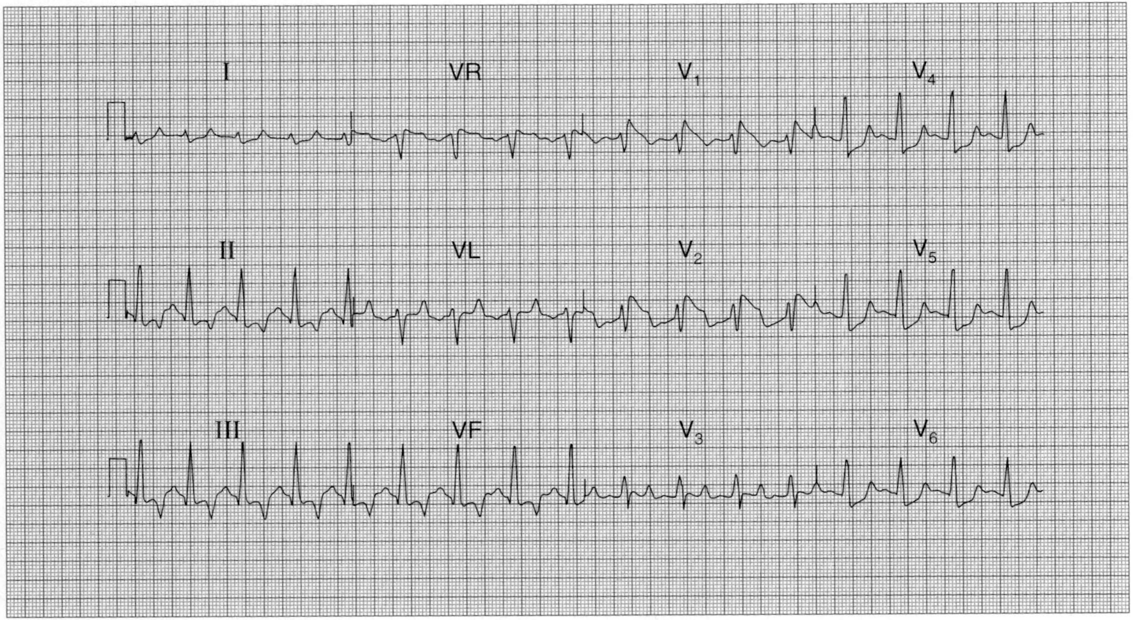

图 138 患者女，30 岁，因糖尿病酮症酸中毒住院。如何分析本例心电图？

图 138 答案与讨论

心电图特点

- 窦性心律
- PR 间期正常
- 电轴正常
- QRS 波时限 120ms（正常上限），QRS 波其他方面正常
- ST 段不易识别，但 V_1 和 V_2 导联的 ST 段似乎抬高，在 V_4～V_6 导联下斜型下移。
- T 波在下壁导联倒置，在所有导联 T 波呈高尖状

临床解释

这些心电图表现是高钾血症的特征，患者可能存在糖尿病酮症酸中毒。

评　注

心电图能提醒临床医师应立即给患者复查血清钾，结果血钾为 7.1mmol/L，进而迅速给予相应的治疗。

诊　断 ★★★

高钾血症。

参考　《轻松学习心电图》106 页
《轻松应用心电图》360 页

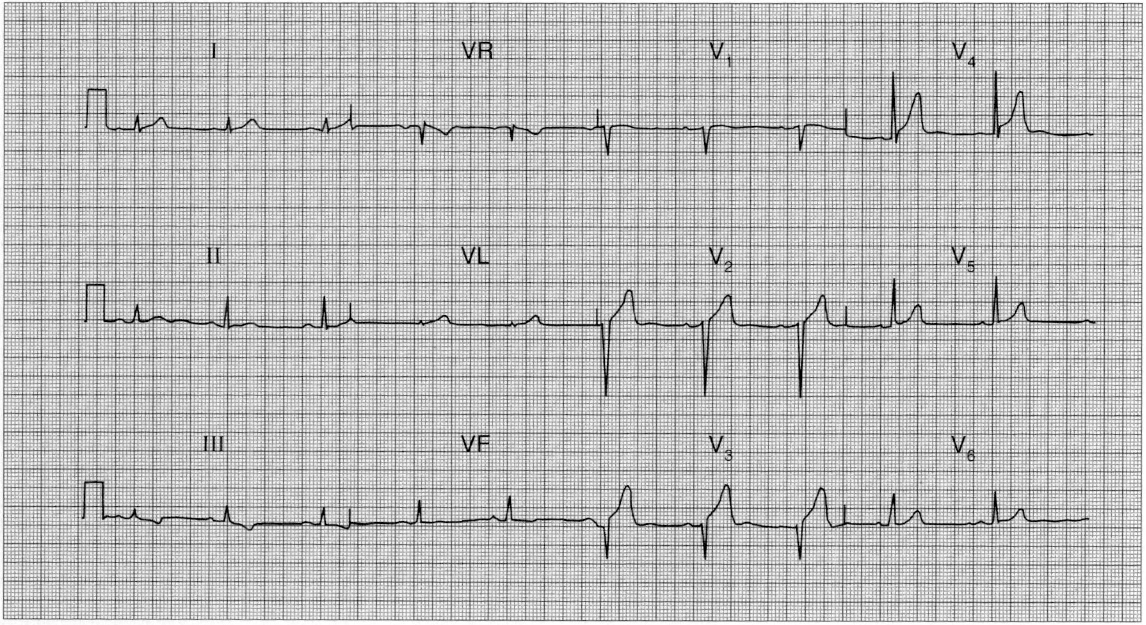

图 139 患者男，40 岁，健康体检时的心电图。试问应如何分析？

图 139 答案与讨论

心电图特点

- 窦性心律
- 电轴正常
- V_3 导联 R 波消失
- V_4 导联 J 点后 ST 段抬高
- Ⅲ、aVF 导联 T 波倒置

临床解释

本图中 V_3 导联 R 波消失，而在 V_4 导联 R 波突然出现，说明患者有陈旧性前壁心肌梗死。V_4 导联 S 波后的 ST 段抬高肯定属于正常变异。下壁导联的 T 波倒置可能属于非特异性改变，但也可能由缺血引起。

评　注

对于一位根本无症状的患者，如何解释这一心电图十分困难，这些心电图改变可能都是非特异性的。但根据本图，并不能除外缺血，应当再做心电图，观察 V_1 导联R波消失是否胸前导联电极位置不当引起的。此外，令病人深吸气时记录下壁导联的心电图，观察 T 波是否转为正常。如果心电图仍然有本图中的改变，应当做运动试验检查。

诊　断 ★★★

可能为正常而伴有J点后ST段抬高，但也有可能存在下壁缺血和可能的陈旧性前壁心肌梗死。

参考 《轻松应用心电图》51 页

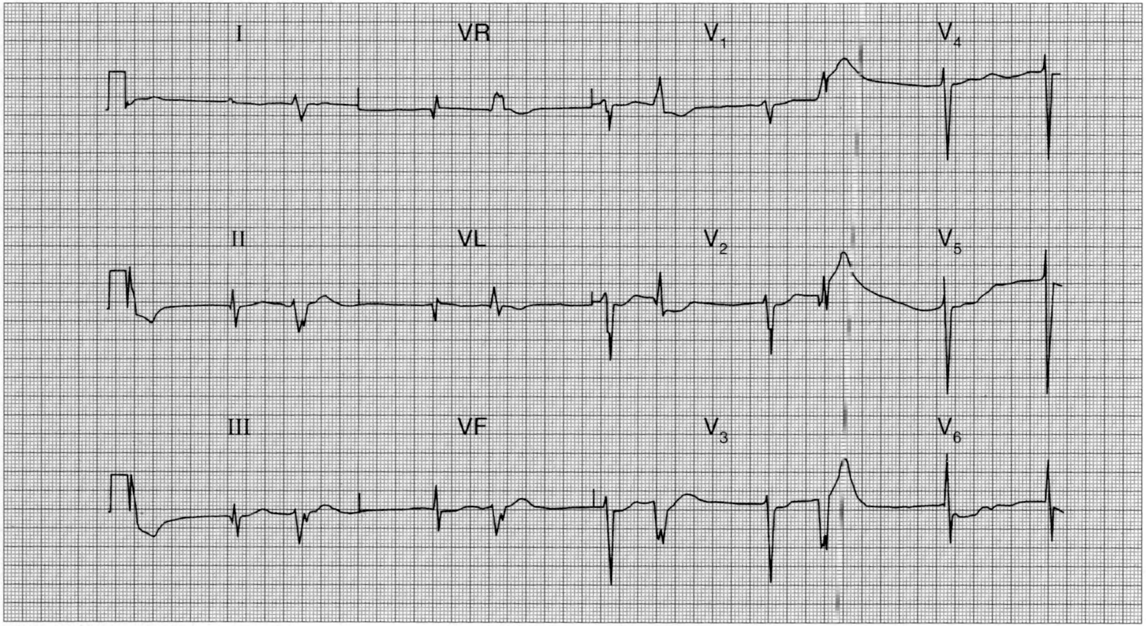

图 140 患者女，60 岁，长期存在病因不确切的心力衰竭，主诉食欲不振、消瘦、全身虚弱和嗜睡。试问这一心电图对患者的诊断和治疗能有帮助吗？

图 140 答案与讨论

心电图特点

- 心房颤动
- 成对的室性期前收缩
- aVL 导联有 Q 波（出现在室上性的 QRS 波）
- T 波低平和显著的 U 波（V_3 导联最明显）
- V_6 导联 ST 段下斜型下移

临床解释

患者存在心衰和心房颤动，因而可能正在服用地高辛和利尿剂。食欲减退和消瘦提示有地高辛中毒，而虚弱可能系低钾引起。心电图表现支持上述分析。V_6 导联有地高辛作用的表现，成对室性期前收缩是地高辛中毒的特征。T 波低平、U 波明显提示存在低钾血症。

评　注

应当记住，低钾血症能够加强地高辛的作用，因此必须停用地高辛，查电解质，口服补钾，不需给予抗心律失常药物，应用血管扩张剂治疗心力衰竭。

当地高辛剂量减小并口服补钾后，患者症状明显改善了。其后患者开始服用血管紧张素转换酶抑制剂，而且将利尿剂的剂量也减少了。

诊　断　★★★

心房颤动伴室性期前收缩，很可能有地高辛中毒和低钾血症。

参考　《轻松学习心电图》78、105 页
《轻松应用心电图》364、367 页

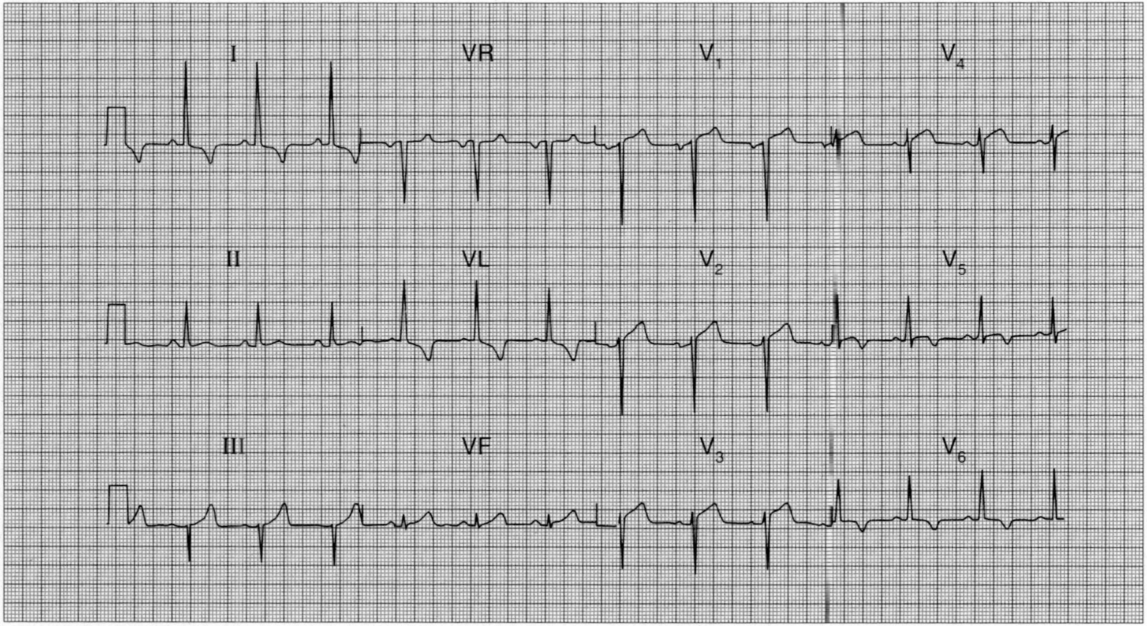

患者男，50 岁，主诉有典型心绞痛，血压 150/90mmHg，并有主动脉瓣喷射性收缩期杂音。结合本图，试问患者心绞痛最可能的原因及处理方案？

图 141 答案与讨论

心电图特点

- 窦性心律
- 电轴正常
- QRS 波正常
- $V_4 \sim V_5$ 导联 S 波后有 ST 段抬高
- Ⅰ、aVL、$V_5 \sim V_6$ 导联 T 波倒置

临床解释

$V_5 \sim V_6$ 导联存在 J 点后的 ST 段抬高并不重要，侧壁导联 T 波倒置提示左室肥厚或心肌缺血，而且患者可能有主动脉瓣狭窄或冠心病。该心电图无振幅较高的R波，因此侧壁缺血比左室肥厚的可能性更大，但从心电图表现鉴别二者常常很困难。

评　注

应当做超声心动图检查，明确患者有无明显的主动脉瓣病变。应当了解，贫血也可引起主动脉瓣区的收缩期杂音和心绞痛，但不可能出现本图中那种程度的 T 波倒置。

该患者患有冠心病。

诊　断 ★★★

可能存在侧壁心肌缺血，但也有可能存在左室肥厚。

参考　《轻松学习心电图》93、102 页
《轻松应用心电图》300、319 页

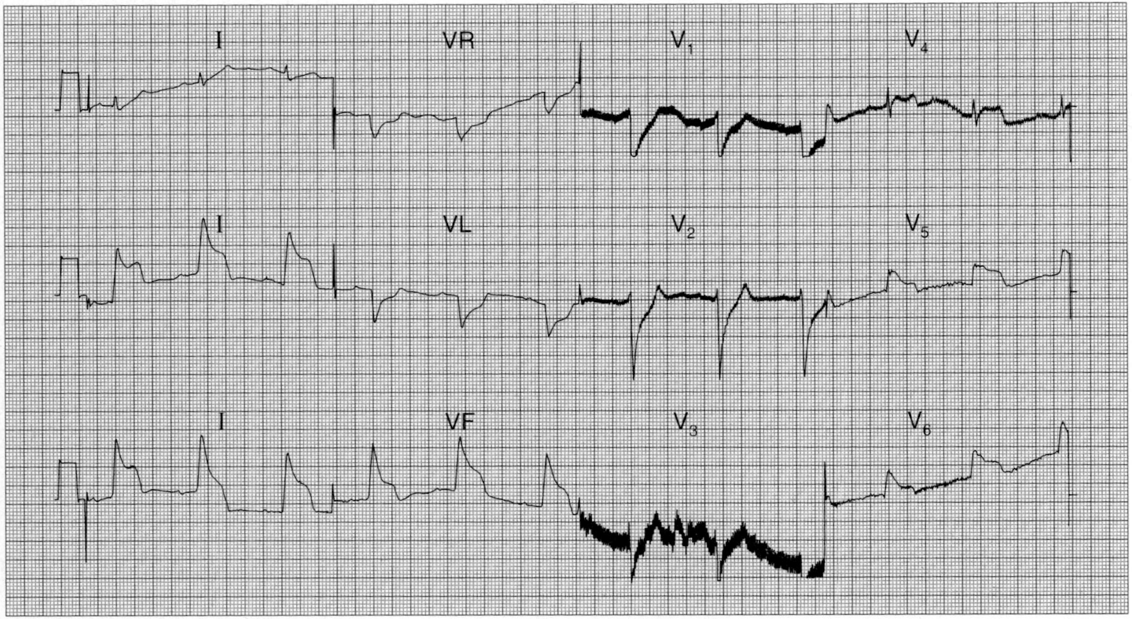

图 142 患者女，50 岁，发作性胸痛多年，因一次严重发作呼叫了急救车，到达急诊室时疼痛已消失，其心电图完全正常。试问患者发生了什么问题？

图142答案与讨论

心电图特点

- V_1和V_3导联存在伪差
- 窦性心律
- PR间期正常
- 电轴正常
- QRS波时限增宽（约160ms）
- Ⅱ、Ⅲ、aVF、V_4～V_6导联ST段抬高
- T波大致正常

临床解释

心电图表现似乎提示发生了急性下侧壁心肌梗死。另一种解释是心包炎，因为心电图改变累及的导联较广泛。但因症状消失后，心电图恢复正常，因此患者可能存在变异型心绞痛。

评 注

1959年首次报告了变异型心绞痛，其发生在休息时，心电图表现为ST段特征性抬高，用力或劳累不能诱发。疼痛发作时的冠脉造影结果证实，是一支或多支冠状动脉发生了痉挛。相对较少的变异型心绞痛病人的冠状动脉造影结果正常。冠脉痉挛可以发生在有粥样斑块的部位。本例患者应做冠脉造影。

诊 断 ★★★

Prinzmetal变异型心绞痛。

参考 《轻松应用心电图》271页

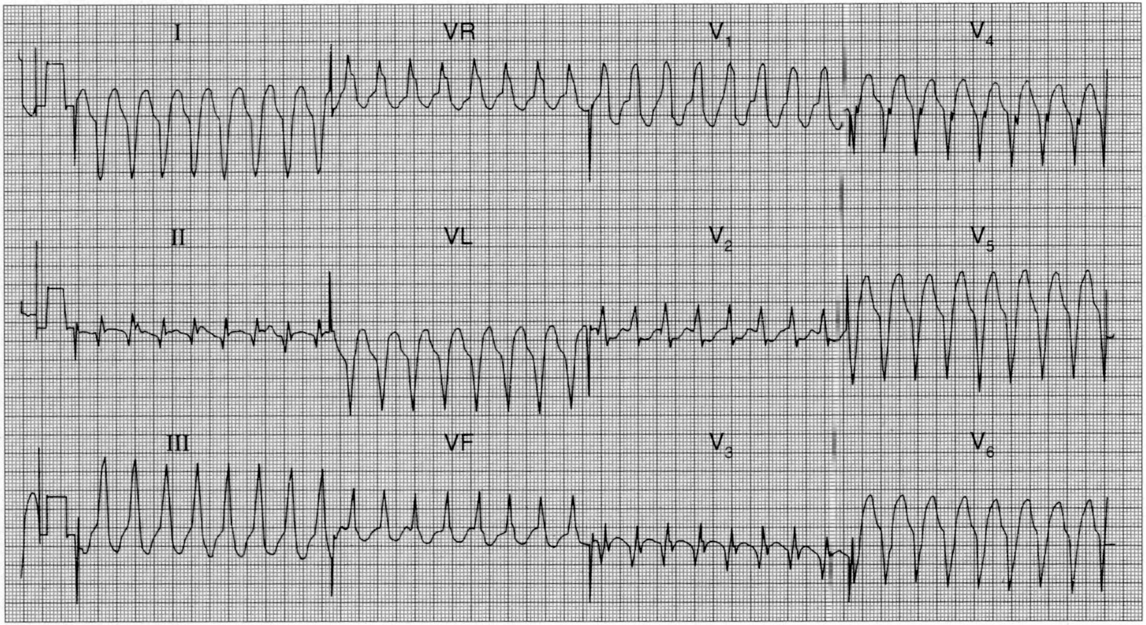

图 143 患者男，45 岁，因缺血性胸痛 2 小时住院，血压 150/80mmHg，无心衰的体征。试问心电图的诊断与病人的治疗？

图 143 答案与讨论

心电图特点

- 宽 QRS 波性心动过速，心率 200 次 / 分
- 未见 P 波
- 电轴右偏
- QRS 波时限约 140ms
- V_1 导联 QRS 波呈右束支阻滞图形，R 波振幅比 R′ 波高
- QRS 波主波在胸前导联无一致性（V_1 导联 QRS 波主波向上，V_6 导联 QRS 波主波向下），V_6 导联 QRS 波呈 QS 型，主波向下。

临床解释

本例心电图的心动过速可能是室性心动过速，或者室上性心动过速伴右束支阻滞。支持前一诊断的表现包括：QRS 波相对较宽，V_1 导联 R 波振幅高于 R′ 波（即这不是右束支阻滞的典型心电图表现）。不支持室速的表现包括：电轴右偏、胸前导联 QRS 波的主波方向不同。

评 注

应当确定病人是否存在心肌梗死，因室速的发生而使问题复杂化。还需确定是否是心动过速引起患者心绞痛的发作。因为患者血流动力学稳定，他需要等待着胸痛的缓解，颈动脉窦按压、静注腺苷和利多卡因等治疗和检查。如果有疑问，或其血压下降，或者发生了心力衰竭，最安全的办法是进行直流电转复心律。

本例患者需要心律转复，转复后发现患者确实有前壁心肌梗死，进而推测，本图的心动过速可能为室速。

（译者注：Ⅱ、aVF、V_2 导联可见房室分离，提示为室性心动过速）

诊 断 ★★★

起源部位不能肯定的宽 QRS 波性心动过速。

参考 《轻松学习心电图》77 页
《轻松应用心电图》170、386 页

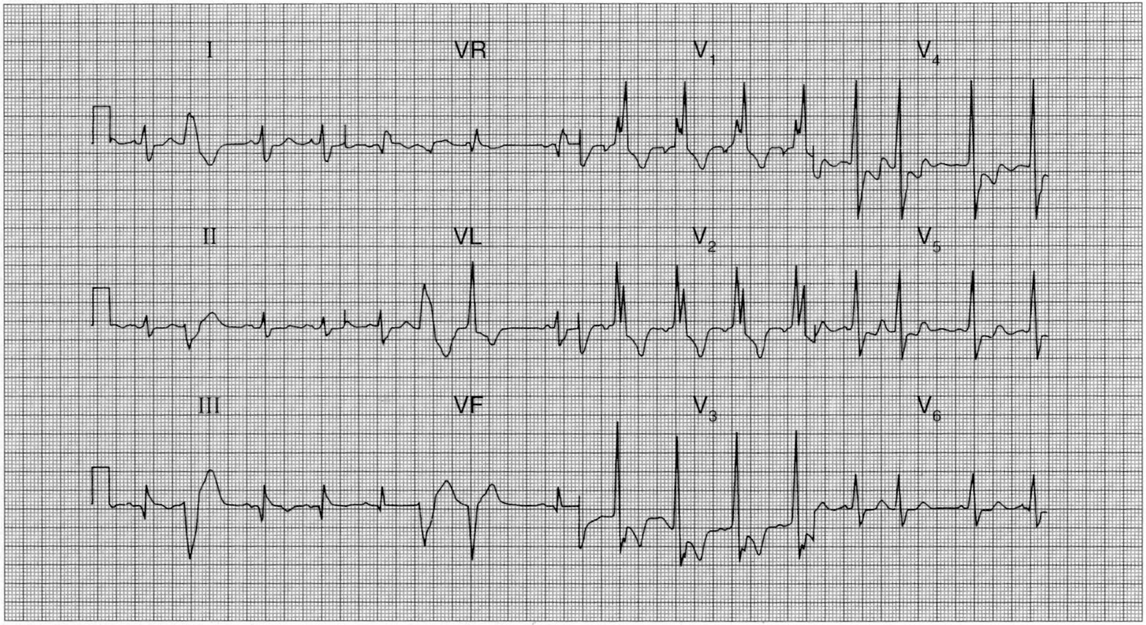

图 144 患者男，65 岁，主诉气短，并有中度心衰的体征。试问心电图的诊断及提示的治疗？

图 144 答案与讨论

心电图特点

- 窦性心律
- 多源性室性期前收缩
- 右束支阻滞
- 窦律时，Ⅲ、aVF 导联可见 Q 波

临床解释

下壁导联存在 Q 波提示患者有陈旧性心肌梗死，因此，冠心病、心肌缺血可能是其室性期前收缩和右束支阻滞的原因。

评　注

心力衰竭的控制有利于室性期前收缩的消失。这种室性期前收缩不需要抗心律失常药物的治疗。多源性室性期前收缩的存在，提醒医生注意是否有电解质异常和地高辛中毒。

诊　断 ★★

多源性室性期前收缩，右束支阻滞，可能有陈旧性心肌梗死。

参考　《轻松学习心电图》36、64、103 页
《轻松应用心电图》257 页

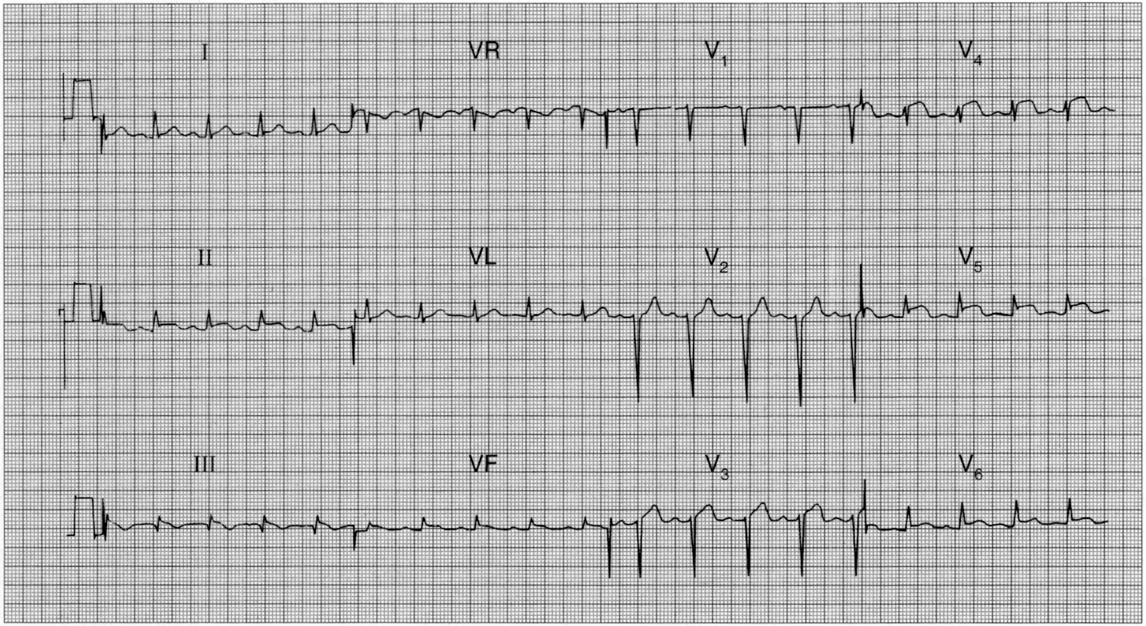

图 145 患者男，25 岁，因严重胸痛在急诊室就医。结合本例心电图，试问你将寻找什么线索以及如何治疗？

图 145 答案与讨论

心电图特点

- 窦性心律
- 电轴正常
- QRS 波正常
- Ⅰ、Ⅱ、Ⅲ、aVF、V_4～V_6 导联有 ST 段抬高

临床解释

Ⅰ和 V_4 导联S波后出现ST段抬高，这种J点后的ST段抬高无任何临床意义。其他部位ST段的抬高说明有急性心肌梗死，但因这种改变如此广泛，似乎心包炎的可能性最大。

评　注

对于年仅25岁的患者，心包炎诊断的可能性大于急性心肌梗死。一定不能给病人溶栓治疗。病人必须仰卧位做进一步检查，因为这一体位更易听到心包摩擦音。如果存在心包炎，超声心动图检查可明确有无心包积液。

诊　断 ★★★

广泛的 ST 段抬高提示患者为心包炎。

参考　《轻松学习心电图》100 页
《轻松应用心电图》294 页

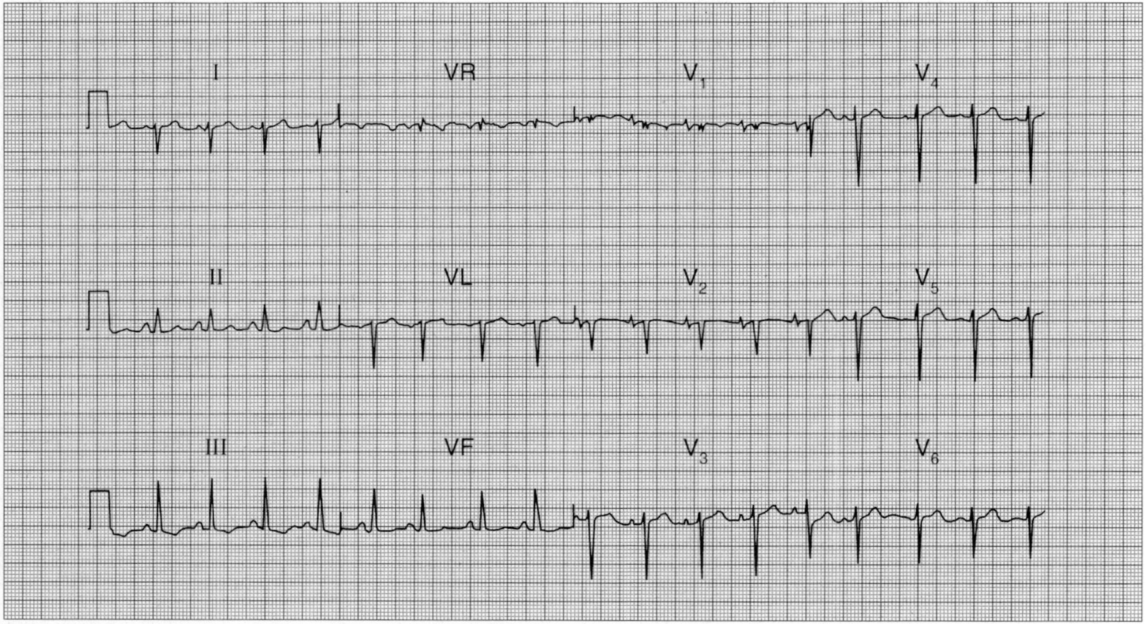

图 146 患者男，70 岁，主诉气短。试问心电图有哪些异常表现？最可能的诊断是什么？

图146答案与讨论

心电图特点

- 窦性心律
- P波高尖，在V_1～V_2导联最明显
- 电轴右偏（Ⅰ导联可见深的S波）
- V_1导联QRS波时限正常，但呈rSR′形态（不全右束支阻滞）
- V_6导联QRS波有深S波，伴有非左室形态

临床解释

高尖P波提示存在右房肥厚，不全右束支阻滞的图形无更多意义。电轴右偏可以发生在身材高瘦，但心脏正常的人体，但本图的V_6导联有深S波，这提示存在右室肥厚。胸前导联缺少左室图形（即深的S波一直持续到V_6导联）是因右室占据了心包的绝大部分。有时这也被称为顺钟向转位（从心脏的下方观察），是慢性肺病的特征。

评　注

需做胸部X线检查，包括显示右室最佳的侧位片，以及检查肺功能，这比检查超声心动图的作用更大。

诊　断 ★★

右室肥厚及可能的慢性肺部疾病。

参考　《轻松学习心电图》89、91页
《轻松应用心电图》342页

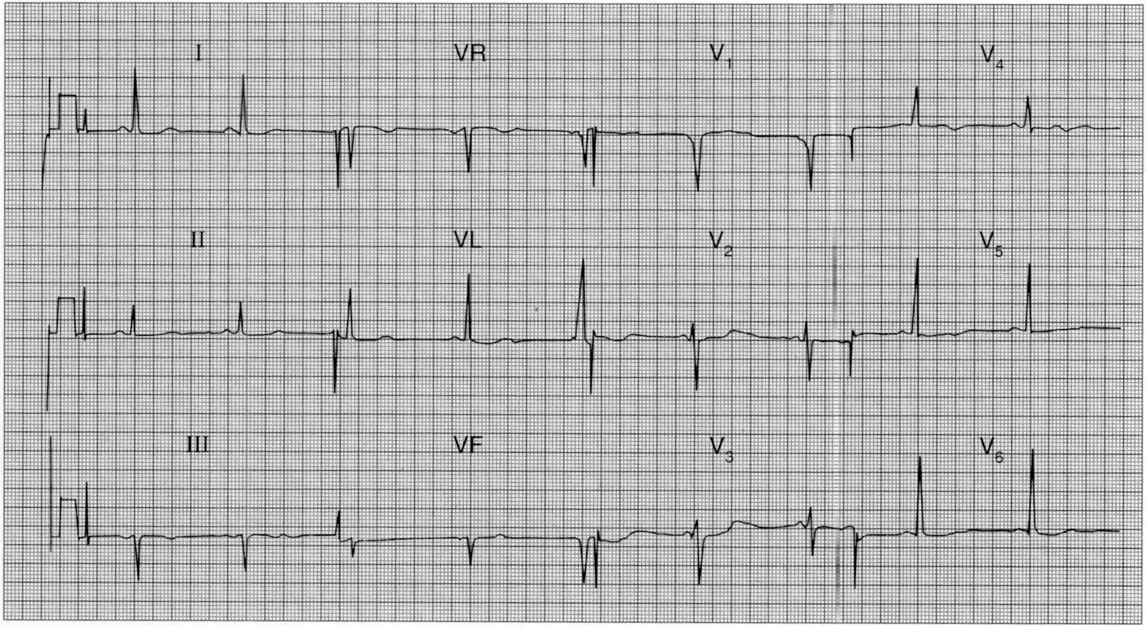

图 147 患者男，15 岁，踢足球时出现循环虚脱，其哥哥已猝死。试问心电图的诊断及需考虑哪种临床问题？

图147答案与讨论

心电图特点

- 窦性心律
- 除aVL导联的第三组波提示预激综合征外，余PR间期正常
- 电轴正常
- QRS波正常
- QT间期延长（约640ms）
- U波明显，尤其在胸前导联

临床解释

本图最重要的异常是QT间期的延长及U波的存在。这些心电图表现常伴有尖端扭转型室速及猝死。

评　注

明显的家族史提示本例患者属于一种先天性QT间期延长疾病，或是Jervell-Lange-Nielson综合征，或是Romano-Ward综合征。这些综合征常有的特征是儿童期有意识丧失的发作史，常发生在交感神经系统兴奋性增加时。β受体阻滞剂是紧急时的治疗药物。需要植入永久性人工心脏转复除颤器（ICD）。QT间期延长综合征也伴发于抗心律失常药物的服用者（奎尼丁、普鲁卡因胺、丙吡胺、胺碘酮和索他洛尔），也可发生在服用其他药物的病人，如正在服用酮色林、溴苄胺、三环抗抑郁药物、红霉素、甲硫哒嗪和利多氟嗪等。电解质紊乱、如低钾、低镁、低钙血症均可引起QT间期延长。

诊　断　★★★

明显的QT间期延长伴有病理性U波：长QT综合征。

参考　《轻松应用心电图》129页

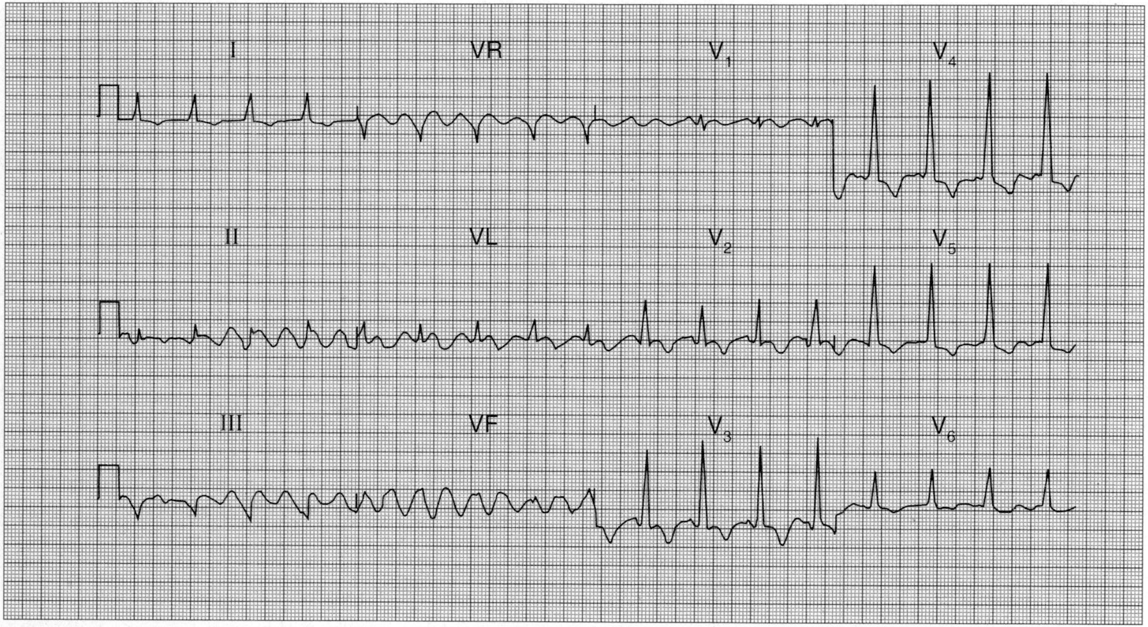

图 148 老年健康监护病房的工作人员对这份心电图产生了困惑。请你协助解释，需要了解什么情况？

图 148 答案与讨论

心电图特点

- 窦性心律
- 基线缓慢而有规律地波动，在某种意义上与心房扑动波相似，但缓慢而波形粗大
- PR 间期短
- QRS 波起始部有顿挫，尤其在 I 导联明显
- 前壁导联 T 波倒置

临床解释

缓慢的节律性变化的波并非起源于心脏，是肌肉震颤引起。而短PR间期、QRS起始部顿挫和T波倒置的心电图系预激综合征的心电图表现。

评　注

应询问病人是否有帕金森综合征，帕金森病患者的震颤能解释本例心电图基线的变化。询问病人是否有心悸或晕厥的病史？对于老年患者，这是预激综合征能够引起的惟一有意义的临床问题。

诊　断 ★★★

患者肌肉震颤，可能患帕金森病，同时有预激综征。

参考　《轻松应用心电图》104、349 页

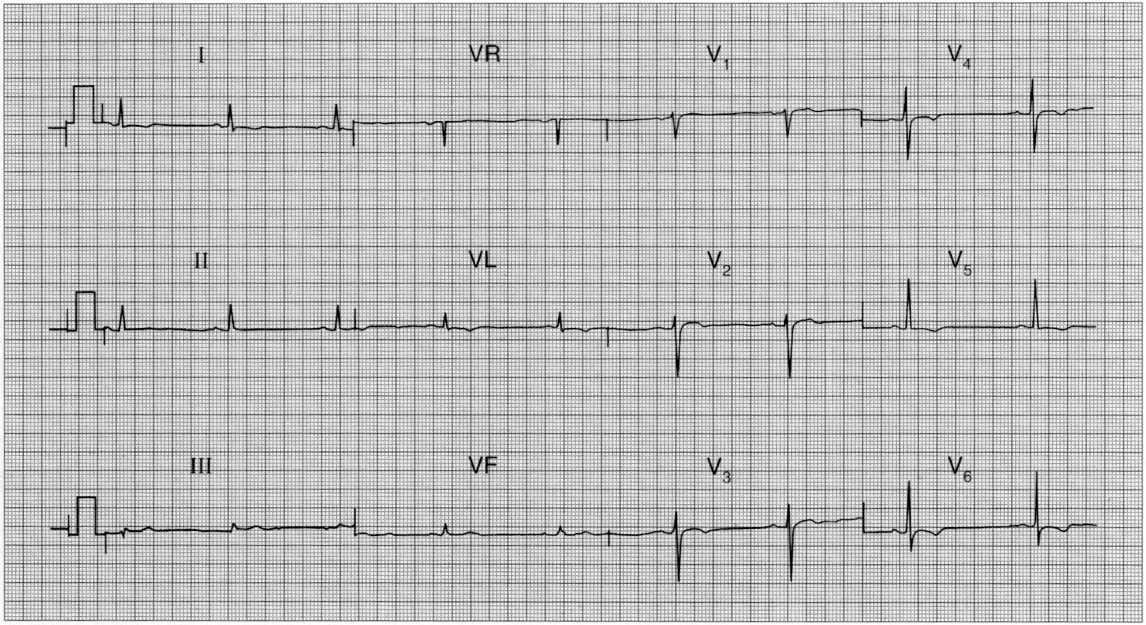

图 149 患者女，30 岁，服用抗抑郁药物已有数年，本次服用一定数量的阿司匹林片剂蓄意自我伤害后急诊住院。体检未见异常，这是其心电图。试问本例心电图是否使你困惑？

图 149 答案与讨论

心电图特点

- 窦性心律
- 电轴正常
- QRS 波正常
- Ⅰ、aVL、V_4～V_6 导联 T 波倒置

临床解释

前侧壁导联 T 波倒置最常由缺血引起，但对于一位没有心脏病的年轻女性这似乎是不可能的。心肌病是另一种可能的病因，但复极（T 波）异常也可能因服用锂剂治疗引起。

评　注

通常诊断不清楚时，常需查清病人正在服用的药物。本例患者正在服用锂制剂，而且运动试验和超声心动图均未发现心脏病的证据。

诊　断 ★★★

锂制剂治疗引起前侧壁 T 波倒置。

参考　《轻松应用心电图》371 页

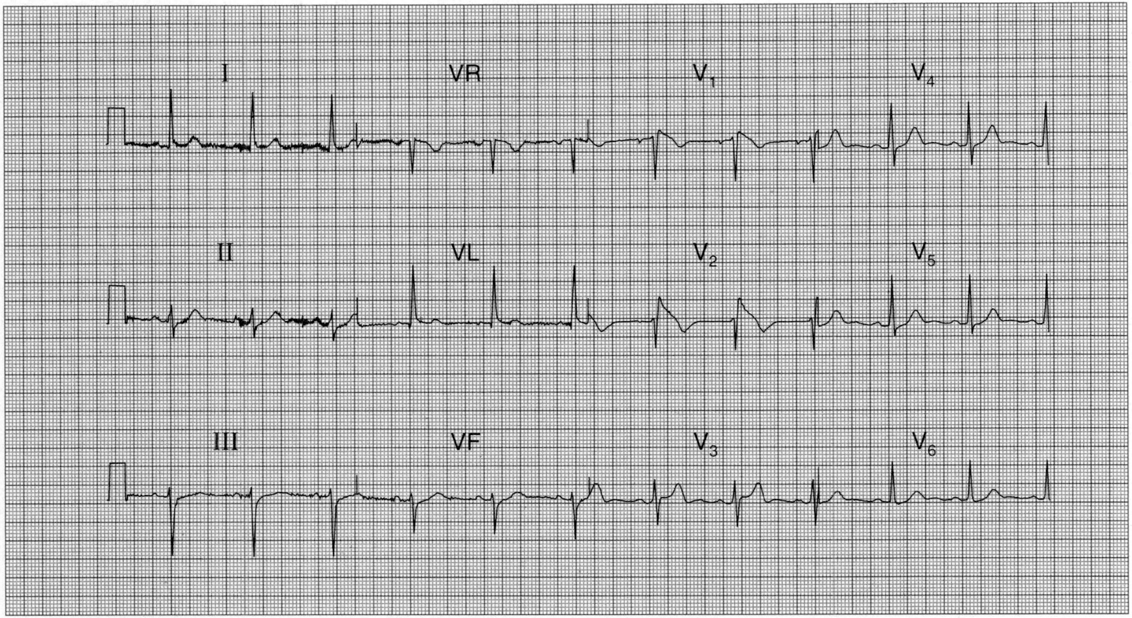

图 150 患者女，40 岁，因在超市发生虚脱而住院，住院时情况已好转，未见异常体征。你认为本例心电图正常吗？

图150答案与讨论

心电图特点

- 窦性心律，心率70次/分
- 电轴正常
- QRS波时限和PR间期正常
- $V_1 \sim V_2$导联的QRS波呈rSR′图形
- $V_1 \sim V_2$导联ST段下斜型抬高

临床解释

本例心电图并非正常，V_1和V_2导联的心电图具有Brugada综合征的特征。

评　注

Brugada综合征患者存在基因异常，其影响了心肌细胞膜上钠离子的转运，促发室速和室颤。患者的循环性虚脱很可能是心律失常引起的。该综合征常是家族性的，上述心电图的改变并不恒定，本例患者住院后有一天的心电图完全正常。抗心律失常药物能诱发上述心电图改变，也能引起室速。惟一的治疗方法是植入永久性人工心脏转复除颤器（ICD）。

诊　断 ★★★

Brugada综合征。

参考　《轻松应用心电图》134页

索　　引